Judith Rommerskirchen

Die Arzneimittelrabattverträge der gesetzlichen Krankenversicherungen

Eine Studie über Probleme bei ihrer Umsetzung an der Schnittstelle von Arzt und Apotheker

SCHRIFTENREIHE MASTERSTUDIENGANG CONSUMER HEALTH CARE

herausgegeben von Prof. Dr. Marion Schaefer

ISSN 1869-6627

1 *Lena Harmann*
Patienteninformation und Shared Decision Making im Lichte des Publikumswerbeverbotes für verschreibungspflichtige Arzneimittel
ISBN 978-3-8382-0056-9

2 *Janna K. Schweim*
Untersuchungen zum Arzneimittelversandhandel aus Verbrauchersicht
ISBN 978-3-8382-0071-2

3 *Ansgar Muhle*
Deutsche Gesundheitsportale im Netz
Kritische Einschätzung anhand der gängigen Qualitätssiegel
ISBN 978-3-8382-0086-6

4 *Elizabeth Storz*
Psychopharmakamarkt in Deutschland
Eine Untersuchung zu den Strukturveränderungen
durch das Arzneiversorgungs-Wirtschaftlichkeitsgesetz (AVWG)
ISBN 978-3-8382-0109-2

5 *Ursula Sellerberg*
Heilpflanzen-Datenbanken im Internet
Eine kritische Untersuchung anhand verbraucherrelevanter Kriterien
ISBN 978-3-8382-0092-7

6 *Rüdiger Kolbeck*
Arzneimittelfälschungen auf globaler und nationaler Ebene
Eine Studie über das Problembewusstsein bei Patienten und Experten
ISBN 978-3-8382-0155-9

7 *Silke Lauterbach*
Das diabetische Fußsyndrom
Ein Ratgeber zur Identifizierung von Risikopatienten in der Apotheke
ISBN 978-3-8382-0182-5

8 *Judith Rommerskirchen*
Die Arzneimittelrabattverträge der gesetzlichen Krankenversicherungen
Eine Studie über Probleme bei ihrer Umsetzung an der Schnittstelle von Arzt und Apotheker
ISBN 978-3-8382-0253-2

Judith Rommerskirchen

DIE ARZNEIMITTELRABATTVERTRÄGE DER GESETZLICHEN KRANKENVERSICHERUNGEN

Eine Studie über Probleme bei ihrer Umsetzung an der Schnittstelle von Arzt und Apotheker

ibidem-Verlag
Stuttgart

Bibliografische Information der Deutschen Nationalbibliothek
Die Deutsche Nationalbibliothek verzeichnet diese Publikation in der Deutschen Nationalbibliografie; detaillierte bibliografische Daten sind im Internet über http://dnb.d-nb.de abrufbar.

Bibliographic information published by the Deutsche Nationalbibliothek
Die Deutsche Nationalbibliothek lists this publication in the Deutsche Nationalbibliografie; detailed bibliographic data are available in the Internet at http://dnb.d-nb.de.

∞

Gedruckt auf alterungsbeständigem, säurefreien Papier
Printed on acid-free paper

ISSN: 1869-6627

ISBN-13: 978-3-8382-0253-2

Printed in Germany

Inhaltsverzeichnis

Abkürzungsverzeichnis 7

1. Zusammenfassung 9

2. Einleitung 13

3. Ziel- und Aufgabenstellung 15

4. Material und Methode 19

4.1. Verordnungen mit Sonder-PZN als Indikator für die Nicht-Verfügbarkeit eines Rabattarzneimittels 19

4.2. Verordnungen mit Aut-idem-Kreuz 22

5. Zielstellung von Rabattverträgen und Probleme bei Ihrer Umsetzung 23

6. Darstellung der Ergebnisse 31

6.1. Auswertung der Verordnungen mit Sonder-PZN als Indikator für die Nicht-Verfügbarkeit eines Rabattarzneimittels 31

6.2. Auswertung der Verordnungen mit Aut-idem-Kreuz 50

7. Diskussion der Ergebnisse 61

8. Schlussfolgerungen 71

9. Literaturverzeichnis 81

10. Verzeichnis der Abbildungen 89

11. Verzeichnis der Tabellen 89

12. Anhang 93

Abkürzungsverzeichnis

ACE	Angiotensin-Konversions-Enzym
AkdÄ	Arzneimittelkommission der deutschen Ärzteschaft
AMG	Arzneimittelgesetz
ApBetrO	Apothekenbetriebsordnung
ABP	Arzneimittelbezogene Probleme
ATC	Anatomisch therapeutischer Code
BAH	Bundesverband der Arzneimittel-Hersteller
DGIM	Deutsche Gesellschaft für Innere Medizin
DGVP	Deutsche Gesellschaft für Versicherte und Patienten
DPhG	Deutsche Pharmazeutische Gesellschaft
EU	Europäische Union
GBA	Gemeinsamer Bundesausschuss
Gfs	Gesellschaft für Statistik im Gesundheitswesen
GfK	Gesellschaft für Konsumforschung
GKV	Gesetzliche Krankenversicherung
GSP	Gute Substitutionspraxis
AVWG	Arzneimittelversorgungs-Wirtschaftlichkeitsgesetz
GKV-WSG	GKV-Wettbewerbsstärkungsgesetz

OTC	over the counter (apothekenpflichtige, freiverkäufliche Arzneimittel)
PZN	Pharmazentralnummer
SGB V	Sozialgesetzbuch V
TSH	Thyreoida stimulierendes Hormon
UAW	Unerwünschte Arzneimittelwirkung
WHO	World Health Organisation
WIdO	Wissenschaftliches Institut der AOK

1. Zusammenfassung

Gegenstand der Studie

Die gesetzlichen Krankenkassen in Deutschland können seit 2006 Rabattverträge mit Arzneimittelherstellern abschließen, um ihre Versicherten preisgünstiger mit Arzneimitteln zu versorgen. Die praktische Umsetzung dieser Verträge erfolgte 2007 mit der Verpflichtung der Apotheken bei der Belieferung von Verordnungen ein Arzneimittel abzugeben, mit dessen Hersteller die jeweilige Krankenkasse einen Rabattvertrag geschlossen hat, sofern ein Austausch nicht ausdrücklich durch den verordnenden Arzt ausgeschlossen wird. Vor allem bei den Patienten kann diese Umsetzung der Rabattverträge zu Veränderungen bei der individuellen Arzneimittelversorgung führen. Häufig erhalten sie ein anderes Präparat als das bisher gewohnte. Die Entscheidung, welches Arzneimittel abgegeben wird, trifft nicht mehr der behandelnde Arzt, sondern die Apotheke, die die von der Krankenkasse geschlossenen Rabattverträge umsetzen muss.

Die rabattbedingte Substitutionspflicht der Apotheke kann zum einen durch den verordnenden Arzt durch das Durchstreichen des Aut-idem-Feldes ausgeschlossen werden und zum anderen bei pharmazeutischen Bedenken durch den Aufdruck einer Sonder-PZN von der Apotheke abgelehnt werden. Anhand von Verordnungen der ktpBKK soll deshalb in der vorliegenden Studie untersucht werden bei welchen Arzneistoffen, Arzneiformen und Patientengruppen aufgrund ärztlicher oder pharmazeutischer Bedenken kein Austausch gegen ein Rabattarzneimittel erfolgt ist.

Methode

Dazu wurden Verordnungen der ktpBKK mit der Sonder-PZN 2567024 und der Kennzeichnung „2“ für die Nichtverfügbarkeit und Ablehnung des Austausches aufgrund pharmazeutischer Bedenken und

* Anmerkung: Originaltitel der Masterarbeit "Umfang und Art von Problemen auf Grund von rabattbedingtem Arzneimittelwechsel an der Schnittstelle von Arzt und Apotheker".

Verordnungen, bei denen der Arzt ein Aut-idem-Kreuz gesetzt hatte, ermittelt und ausgewertet. Insgesamt wurden 1.542 Arzneimittelverordnungen mit der Sonder-PZN aus den Monaten April bis Oktober 2008 und 20.905 Arzneimittelverordnungen mit einem vom Arzt gesetzten Aut-idem-Kreuz aus April 2008 in die Auswertung einbezogen.

Ergebnis

Der rabattbedingte Arzneimittelwechsel wurde von den Apotheken vor allem bei Versicherten im Alter von 50 bis 89 Jahren ausgeschlossen (72%). Als Begründung wurde auf den Verordnungen neben der Akutversorgung (27,7 %) auch die gefährdete Compliance der Patienten (8,29 %), die Teilbarkeit (5,48 %), die andere Darreichungsform (6,42 %) oder Indikation des Rabattartikels (4,23 %), die geringe therapeutische Breite des Arzneistoffes (5,48 %) und unerwünschte Arzneimittelwirkungen (3,29 %) angegeben. Besonders häufig lehnten die Apotheken dabei den Austausch von Arzneistoffen mit geringer therapeutischer Breite, die eine genaue Therapieeinstellung erfordern, wie Schilddrüsenhormone (10,08 %) und Opioidanalgetika (8,89 %) ab. Antibiotika (13,44 %) und Nicht-steroidale Antirheumatika (9,29 %) wurden ebenfalls häufig nicht ausgetauscht, allerdings meist aufgrund einer Akutversorgung und seltener wegen Problemen mit dem Arzneimittelwechsel, wie dem nicht tolerierten Geschmack eines anderen Ibuprofen-Saftes. Bei Corticosteroiden (7,71 %), β_2-Symphathomimetika (3,75 %) und retardierten Theophyllin-Präparaten (0,99 %) wurde hingegen der Austausch aufgrund unterschiedlicher Darreichungsformen der Präparate, dem Alter der Versicherten, der geringen therapeutischen Breite oder der unterschiedlichen Bioverfügbarkeit abgelehnt. Die von den Apotheken nicht ausgetauschten Arzneimittel gehören vor allem in die Gruppe der oralen Darreichungsformen (79 %). Pharmazeutische Bedenken gab es zudem auch bei den inhalativen Darreichungsformen

(9,09 %) aufgrund der verschiedenen Inhalationssysteme und bei den transdermalen therapeutischen Systemen (3,05 %).

Die verordnenden Ärzte schlossen den Arzneimittelwechsel ebenfalls vor allem bei Patienten im Alter von 50 bis 89 Jahren aus (75 %). Am häufigsten setzten sie ein Aut-idem-Kreuz bei blutdrucksenkenden Arzneimitteln (21 %) wie β-Rezeptorantagonisten, ACE-Hemmern, Diuretika und Calciumkanalantagonisten. Unter Ausschluss eines rabattbedingten Arzneimittelwechsels verordneten sie auch Nicht-steroidale Antirheumatika (5,6 %), Antibiotika (5,22 %), Corticosteroide (3,9 %), Schilddrüsenhormone (3,8%), Opioide (3,7 %), Protonenpumpenhemmer (3,41 %), Lipidsenker (3,39 %), Antidepressiva (2,7 %), orale Antikoagulantien (2,4 %). Vor allem Ärzte der Facharztgruppe Innere und Allgemeinmedizin (76,45 %), Neurologen (4,71 %) und Kinder- und Jugendmediziner (3,77 %) verordneten im untersuchten Zeitraum mit einem Aut-idem-Kreuz.

Schlussfolgerung

Die Auswertung der Verordnungen zeigt, dass die gesetzlich vorgesehenen Instrumente zum Ausschluss eines rabattbedingten Präparatewechsels sowohl von Ärzten als auch von Apothekern genutzt werden. Neben problematischen Arzneimittelgruppen, wie Schilddrüsenhormonen und Opioid-Analgetika kamen dabei Aut-idem-Kreuze und die Sonder-PZN für die Nichtverfügbarkeit eines Rabattarzneimittels auch bei als weniger problematisch erachteten Wirkstoffen aus der Gruppe der Lipidsenker, Nichtsteroidalen Antirheumatika und Protonenpumpenhemmer zur Anwendung. Deutlich häufiger schlossen dabei die verordnenden Ärzte den Arzneimittelaustausch durch das Durchstreichen des Aut-idem-Feldes aus (bei 11,54 % der verordneten Arzneimittel bezogen auf das Gesamtverordnungsvolumen der ktpBKK). Der Substitutionsausschluss bei Antibiotika lässt jedoch Zweifel darüber aufkommen, ob die Bedeutung des Aut-idem-Kreuzes allen Ärzten bei der Verordnung bewusst war. Die Apotheken lehnten den rabattbedingten Wechsel im betrachteten Zeitraum bei nur 0,69 % der Verordnungen (bezogen auf das Gesamtverordnungsvolumen der ktpBKK) ab. Es kann jedoch nicht ausgeschlossen werden, dass in vielen Fällen aus Angst vor einem Regress der Krankenkasse von dieser Möglichkeit kein Gebrauch gemacht wird. Zusammenfassend lässt sich feststellen, dass die Rabattverträge im generischen Arzneimittelbereich zwar zu Einsparungen bei den Krankenkassen geführt haben, aber auf der anderen Seite auch Verunsicherungen und Probleme bei der Ausführung auf Seiten von Apothekern, Ärzten und Patienten zur Folge hatten. Aus diesem Grunde müssen Wirtschaftlichkeitsüberlegungen auch auf die gegenwärtige Praxis der Rabattverträge angewandt und nach alternativen, aber weniger problembelasteten Modellen der Preiskontrolle und Kostensteuerung gesucht werden.

2. Einleitung

Die Arzneimittelausgaben der gesetzlichen Krankenversicherung steigen trotz zahlreicher Gesundheitsreformen und Regulierungsmaßnahmen weiterhin an. Im Jahr 2008 hat der Umsatz für Fertigarzneimittel um 5,3 % auf 29,2 Mrd. € zugenommen. Damit hat sich der Anteil der Arzneimittel an den GKV-Leistungsausgaben auf 18,2 % erhöht und ist stärker gestiegen als die Kosten für ärztliche (+ 5,0 %) und zahnärztliche Behandlungen (+ 2,6 %) sowie Krankenhauskosten (+ 3,5 %)[(1)].

Die Arzneimittelpolitik in Deutschland setzt deshalb in ihren Bemühungen um Kostendämpfung weiterhin auf eine Einflussnahme auf die Arzneimittelpreise und das Verordnungsverhalten der Ärzte sowie auf eine Einschränkung der Verordnungsfähigkeit von Arzneimitteln und eine Verlagerung von Kosten auf die Patienten. In den letzten Jahren wurde dazu in schneller Folge eine Vielzahl von Gesetzen verabschiedet.

Festbeträge für nicht patentgeschützte Arzneimittel gibt es bereits seit dem Gesundheitsreformgesetz 1989. Die Krankenversicherungen übernehmen seit dem bis zur Summe des Festbetrages die Kosten des Arzneimittels. Übersteigt der Preis den Festbetrag, so muss der Patient die Differenz selbst tragen, zusätzlich zu der gesetzlich festgelegten Zuzahlung. Damit verbindet sich die Erwartung, dass Patienten eher ein vergleichbares oder identisches Arzneimittel nachfragen, dessen Preis nicht über dem Festbetrag liegt, und die Pharmazeutischen Hersteller sich bei ihrer Preiskalkulation an der Höhe der Festbeträge orientieren. Seit 2004 gilt die Festbetragsregelung auch für diejenigen patentgeschützten Arzneimittel, die keinen therapeutischen Fortschritt darstellen und daher als Scheininnovationen gelten.

Ein weiteres Instrument zur Einflussnahme auf die Arzneimittelpreise sind die, in verschiedenen Gesundheitsreformen eingeführten, gesetzlich verfügten Rabatte, die Apotheken und Arzneimittelhersteller den gesetzlichen Krankenversicherungen zu gewähren haben. Zudem sind die Apotheken seit dem GKV-Gesundheitsreformgesetz von 2000 zur Abgabe von preisgünstigen Importarzneimitteln verpflichtet.

Neben der Einflussnahme auf das Verordnungsverhalten der Ärzte durch arztindividuelle Richtgrößen gibt es zur Steuerung der Arzneimittelversorgung seit 1983 auch Einschränkungen der Verordnungsfähigkeit. Arzneimittel zur Behandlung von geringfügigen Gesundheitsstörungen, sind ebenso wie die als unwirtschaftlich eingestuften Arzneimittel der Negativliste, nicht mehr zu Lasten der GKV verordnungsfähig. Mit dem GKV-Modernisierungsgesetz wurden zudem nicht verschreibungspflichtige Arzneimittel nahezu vollständig aus der Erstattungspflicht ausgegliedert und die Zuzahlungen für Arzneimittel deutlich angehoben.

Weitere Instrumente zur Kostendämpfung und Anreize für wirtschaftlichere Arzneimittelverordnungen sind mit dem Arzneimittelversorgungswirtschaftlichkeitsgesetz und dem GKV-Wettbewerbsstärkungsgesetz geschaffen worden. Krankenkassen haben seit dem 01. Mai 2006 die Möglichkeit Rabattverträge mit Arzneimittelherstellern zu schließen und können so zusätzliche Einsparungen realisieren. Ein zweijähriger Preisstop für zu Lasten der GKV verordnungsfähige Arzneimittel sowie ein höherer Herstellerabschlag bei Generika sind ebenfalls als Ausgaben mindernde Mechanismen eingeführt worden. Die Möglichkeit der Zuzahlungsbefreiung von Arzneimitteln, wenn der Preis mindestens 30 % unter dem Festbetrag liegt, soll zudem einen Anreiz für die Patienten bieten, bei ihrem Arzt auf der Verordnung eines solchen preisgünstigeren Präparates zu bestehen[(2)(3)].

3. Ziel- und Aufgabenstellung

Das am 1. Mai 2006 in Kraft getretene Arzneimittelversorgungs-Wirtschaftlichkeitsgesetz (AVWG) ermöglicht den gesetzlichen Krankenkassen in Deutschland Rabattverträge mit Arzneimittelherstellern abzuschließen, um Ihre Versicherten preisgünstiger mit Arzneimitteln versorgen zu können.[4] Die praktische Umsetzung dieser Verträge erfolgte jedoch erst mit der Gesundheitsreform 2007 (GKV-WSG): Apotheken sind seit dem 1. April 2007 dazu verpflichtet ein Arzneimittel abzugeben, mit dessen Hersteller die jeweilige Krankenkasse einen Rabattvertrag geschlossen hat, sofern ein Austausch nicht ausdrücklich durch den verordnenden Arzt ausgeschlossen wird.[5][6]

Die Arzneimittelrabattverträge sichern dem Hersteller exklusiv oder – wenn die Krankenkasse parallel mehrere Verträge zu bestimmten Wirkstoffen abgeschlossen hat – zusammen mit weiteren Herstellern, die Abgabe seines Präparates und den Krankenkassen im Gegenzug einen zusätzlichen Rabatt durch den Hersteller. Eine preisgünstigere Versorgung der Versicherten mit Arzneimitteln und somit Einsparungen im Bereich der kontinuierlich steigenden Arzneimittelausgaben wird ermöglicht.

Die Einzelheiten der Arzneimittelversorgung der Versicherten der gesetzlichen Krankenkassen durch die Apotheken werden im Rahmenvertrag über die Arzneimittelversorgung nach § 129 SGB V, der zwischen den Spitzenverbänden der Krankenkassen und dem Deutschen Apothekerverband geschlossen wurde, geregelt[7].

In § 4 des Rahmenvertrages sind die Voraussetzungen für die Auswahl preisgünstiger Arzneimittel vereinbart. So muss ein nur unter der Wirkstoffbezeichnung oder ein unter seinem Produktnamen verordnetes Arzneimittel, bei dem der Austausch nicht ausgeschlossen ist (Aut-idem) vorrangig gegen ein wirkstoffgleiches Fertigarzneimittel ausgetauscht werden, für das ein Rabattvertrag nach § 130 a Absatz 8 SGB V besteht.

Das Rabattarzneimittel muss den gleichen Wirkstoff enthalten, so wie in Wirkstärke, Indikationsbereich (bei Verordnung eines Fertigarzneimittels) und Packungsgröße gleich sein und eine gleiche oder austauschbare Darreichungsform (identische Bezeichnung in der Lauer-Taxe oder Hinweise des GBA zur Austauschbarkeit) besitzen. Zudem muss es bei Vorlage der Verordnung auf dem Markt verfügbar sein.

Von gleichen Wirkstoffen ist nach dem Rahmenvertrag auch dann auszugehen, wenn es sich um die verschiedenen Salze, Ester, Ether, Isomere, Mischungen von Isomeren, Komplexe und Derivate eines Wirkstoffes handelt, es sei denn diese unterscheiden sich nach wissenschaftlichen Erkenntnissen erheblich hinsichtlich Unbedenklichkeit und Wirksamkeit.

Bei Nichtverfügbarkeit des Rabattarzneimittels hat die Apotheke das vereinbarte Sonderkennzeichen auf dem Rezept aufzubringen und die Nichtverfügbarkeit nachzuweisen (Erklärung des pharmazeutischen Unternehmers oder Großhändlers). Der Aufdruck eines Sonderkennzeichens und ein Abweichen von der Abgabe des Rabattarzneimittel ist ebenfalls möglich, wenn das entsprechende Arzneimittel nicht verfügbar aber die unverzügliche Abgabe erforderlich ist (Notdienst, Akutversorgung) oder wenn ein Austausch aufgrund pharmazeutischer Bedenken (in Fällen des § 17 Absatz 5 ApBetrO[(8)]) abgelehnt werden muss.

Aus dem bestehenden Rahmenvertrag nach § 129 SGB V ergeben sich auf verschiedenen Ebenen der Arzneimittelversorgung auch Probleme. Vor allem für Patienten bedeuten die Rabattverträge und deren Umsetzung große Veränderungen bei der individuellen Arzneimittelversorgung. Die Entscheidung, welches Fertigarzneimittel sie erhalten, wird nicht mehr durch Ihren behandelnden Arzt getroffen, außer bei Ausschluss des Austausches (Aut-idem, Abbildung 1), sondern durch die Apotheken, die die von den gesetzlichen Krankenkassen mit den Arzneimittelherstellern geschlossenen Verträge umsetzen müssen. Häufig erhalten die Patienten dadurch ein anderes Präparat, als jenes das sie schon seit Jahren kennen. Gerade für ältere Patienten, die oft viele verschiedene Arzneimittel einnehmen, und bei Arzneistoffen mit geringer therapeutischer Breite oder problematischen Arzneiformen, kann ein Wechsel darüber hinaus zu weiteren individuellen Problemen führen.

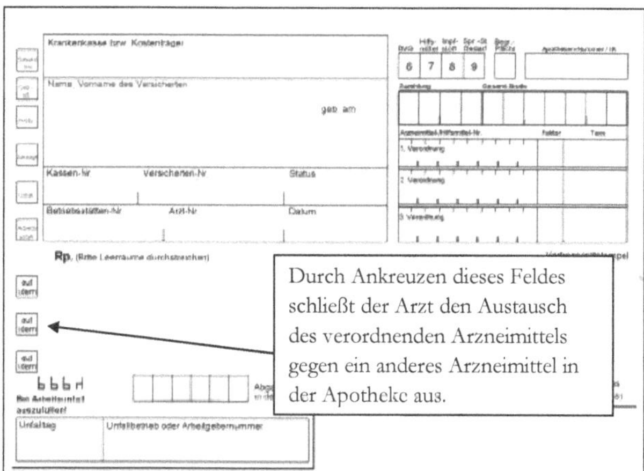

Abbildung 1: Arzneiverordnungsvordruck (Muster 16) zur Verordnung von Arzneimitteln

Eine vorausgegangene Untersuchung von Problemen im Zusammenhang mit dem rabattbedingten Arzneimittelwechsel in einer öffentlichen Apotheke(9) hat gezeigt, dass vor allem Arzneistoffe mit geringer therapeutischer Breite, die eine genaue Therapieeinstellung erfordern, von rabattbedingten Problemen betroffen sind. Besonders häufig traten Schwierigkeiten bei Antikonvulsiva, Schilddrüsenhormonen, Gerinnungshemmern, Antidepressiva und Parkinsontherapeutika auf. Die mit zunehmendem Alter vermehrte Einnahme von Arzneimitteln zeigte sich auch bei der Altersverteilung der dokumentierten Fälle. Bei den 60 bis 69 jährigen führte der rabattbedingte Arzneimittelwechsel besonders häufig zu Problemen.

Neben retardierten Arzneiformen mit den Wirkstoffen Carbamazepin, Valproinsäure, Levodopa/Carbidopa und Theophyllin waren vor allem

Tabletten mit Levothyroxin und Phenprocoumon von der Austauschproblematik betroffen. Als Gründe wurden die geringe therapeutische Breite und Compliance der Patienten, sowie die therapeutische Breite in Kombination mit einer Retard-Arzneiform genannt. Deutlich seltener waren Unerwünschte Arzneimittel Wirkungen die Ursache.

Eine negative Beeinflussung der Therapietreue, Verunsicherung und Unzufriedenheit von Patienten, ernst zu nehmende therapeutische Probleme und unterschiedliche Teilbarkeit der Arzneimittel werden auch von Apothekern und Ärzten in Stellungnahmen zur Problematik der Arzneimittelrabattverträge genannt. In der Literatur wird besonders häufig die Substitution von Schilddrüsenhormonen, Antikonvulsiva und Opioid-Analgetika aufgrund der geringen therapeutischen Breite und der Notwendigkeit einer individuellen Dosierung kritisiert[(10)].

Im Rahmen dieser Studie soll daher anhand der Verordnungen der ktpBKK untersucht werden, ob diese Ergebnisse sich in einem größeren Patientenkollektiv bestätigen. Dazu werden Verordnungen mit der Sonder PZN 2567024 und der Kennzeichnung „2“ für Nichtverfügbarkeit und Ablehnung des Austausches aufgrund pharmazeutischer Bedenken ermittelt.

Da schon bei Verordnung eines Arzneimittels für den Arzt die Möglichkeit besteht, den Austausch des verordneten Präparates gegen ein wirkstoffgleiches Rabattarzneimittel auszuschließen, sollen in einem zweiten Schritt Verordnungen mit Aut-idem-Kreuz ermittelt und ausgewertet werden.

Damit soll ein Beitrag geleistet werden, besonders problematische Arzneistoffe, Arzneiformen und Patientengruppen zu identifizieren, bei denen aufgrund pharmazeutischer (Sonder PZN) und ärztlicher Bedenken (Aut-idem-Kreuz) kein Austausch gegen ein Rabattarzneimittel erfolgt ist bzw. erfolgen sollte. Diese Ergebnisse sollen dann mit denen aus der Problemdokumentation der Apotheke verglichen werden.

4. Material und Methode

4.1. Verordnungen mit Sonder-PZN als Indikator für die Nicht-Verfügbarkeit eines Rabattarzneimittels

Zur Ermittlung der Verordnungen, bei denen Apotheken aufgrund pharmazeutischer Bedenken die Abgabe eines rabattierten Arzneimittels abgelehnt haben, wurden, mithilfe der Software Gfs-online des Arzneimittelabrechnungsdienstleisters Gfs, die Verordnungen der ktpBKK im Zeitraum April 2008 bis Oktober 2008 anhand der aufgedruckten Sonder-PZN 2567024 und der Kennzeichnung „2“ selektiert. Die Sonder-PZN ist in diesem Zeitraum bei 0,69 % der zu Lasten der ktpBKK abgerechneten Verordnungen von den beliefernden Apotheken auf dem Rezept aufgedruckt worden (4.436 Muster 16 mit Sonder PZN bei einem mittleren Verordnungsvolumen von 92.000 Muster 16 pro Monat). Von 1.525 dieser ermittelten Rezepte wurden dann Angaben zu Alter der Versicherten (berechnet aus Geburtsdatum und Abgabedatum), die zur Sonder-PZN gehörende Kennzeichnung, PZN, Artikelname und ATC-Klassifikation in ein Tabellenkalkulationsprogramm überführt. Da anhand dieser Angaben lediglich erkennbar ist, dass eine Apotheke ein nicht rabattiertes Arzneimittel abgegeben hat, aber nicht warum, sind im nächsten Schritt die Images der selektierten Verordnungen einzeln gesichtet und, sofern vorhanden, die angegebene Begründung für die Nicht-Abgabe des Rabattarzneimittels sowie das Geschlecht der Versicherten in das Tabellenkalkulationsprogramm überführt worden.

In diesem Schritt wurden zudem Verordnungen markiert, deren Abgabedatum vor dem 1.04.2008 lag, auf denen Hilfsmittel verordnet waren oder bei denen in der maschinellen Verarbeitung der Rezeptdaten irrtümlicherweise die Kennzeichnung „2“ gelesen wurde obwohl eine „3“ (nicht Verfügbarkeit eines Importarzneimittels) aufgedruckt war. Diese 14 Verordnungen wurden von der Auswertung ausgeschlossen.

Zur weiteren Auswertung wurden den jeweiligen Begründungen zuvor definierte Codes (Tabelle 1) zugeordnet.

Da von einigen Apotheken als Begründung „Pharmazeutische Bedenken", ohne nähere Erklärung angegeben wurde, wurde die Codierung „P" für diese Verordnungen verwendet. Die Codierung „H" wurde Verordnungen zugeordnet, auf denen die Apotheke als Grund die Teilbarkeit der entsprechenden Arzneimittel als Grund angegeben hatte. Wurde als Begründung für den Nichtaustausch gegen ein Rabattarzneimittel angegeben, dass die Präparate unterschiedliche Indikationen aufweisen, erhielten die Verordnungen die Codierung „I". Weitere Gründe für die Abgabe eines nicht rabattierten Arzneimittels waren die geringe therapeutische Breite (Codierung „T"), die Patientencompliance (Codierung „C"), retardierte Arzneiformen (Codierung „R), andere Darreichungsformen (Codierung „D") und Unerwünschte Arzneimittelwirkungen (Codierung „U).

Die Sonder-PZN und die Kennzeichnung „2" werden jedoch auch für die Nichtabgabe eines Rabattarzneimittels verwendet, wenn dieses nicht lieferbar ist. Verordnungen auf denen als Begründung „nicht lieferbar" oder „außer Handel" vermerkt war, erhielten daher die Codierung „L". Bei einer Abgabe im Notdienst oder mit der Begründung „Akutversorgung" und „sofortiger Bedarf" wurde die Codierung „A" zugeordnet. Die Codierung „K" erhielten Verordnungen auf denen keine handschriftliche Begründung vermerkt war oder deren Begründung nicht lesbar war.

Tabelle 1: Codierung der Gründe der Apotheke für die Abgabe eines nicht rabattierten Arzneimittels

Angebende Begründung der Apotheke für die Abgabe eines nichtrabattierten Arzneimittels	Codierung
geringe therapeutische Breite	T
Compliance	C
Retardierte Arzneiform	R
andere Darreichungsform	D
UAW	U
Andere	S
Pharmazeutische Bedenken	P
Teilbarkeit	H
Andere Indikation des Rabattartikels	I
Rabattartikel nicht lieferbar	L
Akutversorgung	A
Keine Angabe, nicht lesbar	K

Bei einigen Verordnungen wurde zwar die Sonder-PZN aufgedruckt, eigentlich aber ein rabattiertes Arzneimittel abgegeben, oder es war schon ein Aut-idem-Kreuz vom Arzt gesetzt worden und die Sonder-PZN eigentlich nicht notwendig. Um diese Verordnungen bei der Auswertung getrennt betrachten zu können, wurde für diese ebenfalls ein Code vergeben (X und Z, Tabelle 2) Die Codierung „Y“ erhielten Verordnungen, bei denen die Apotheke kenntlich machen wollte, dass ein Reimport nicht lieferbar ist und sie daher das Originalpräparat abgegeben hat (eigentlich Sonder-PZN und Kennzeichnung „3“)[7].

Tabelle 2: Codierung der Verordnungen mit aufgedruckter Sonder-PZN, obwohl ein Rabattartikel abgegeben wurde oder eigentlich die Kennzeichnung „3" für die Importquote richtig gewesen wäre

Aufgedruckte Sonder-PZN, obwohl ein Rabattartikel abgeben wurde oder eigentlich die Kennzeichnung „3" für die Importquote richtig gewesen wäre	Codierung
Rabattartikel wurde abgeben	X
Austausch durch Aut-idem-Kreuz bereits ausgeschlossen	Z
Importregelung	Y

4.2. Verordnungen mit Aut-idem-Kreuz

Zur Ermittlung der Verordnungen, bei denen der Arzt einen Austausch ausgeschlossen hat, wurden mit Hilfe der Software Gfs-Online alle Verordnungen des Monats April 2008 der ktpBKK mit einem elektronisch erfassten Aut-idem-Kreuz selektiert. In diesem Monat wurde bei 11,54 % der Arzneimittelverordnungen der ktpBKK der rabattbedingte Arzneimittelwechsel vom behandelnden Arzt ausgeschlossen.

Die Angaben zu Alter des Versicherten (ermittelt aus Verordnungsdatum und Geburtsdatum), PZN, Artikelname, ATC Code und ATC-Klassifikation wurden zur weiteren Auswertung in eine Datei übertragen. Als zusätzliche Angabe wurde hier noch die Facharztgruppe erfasst.

5. Zielstellung von Rabattverträgen und Probleme bei Ihrer Umsetzung

Seit das Arzneimittelversorgungs-Wirtschaftlichkeitsgesetz (AVWG) im Mai 2006 in Kraft getreten ist, haben gesetzliche Krankenkassen in Deutschland die Möglichkeit Rabattverträge mit Arzneimittelherstellern abzuschließen[(4)]. Ziel dieser Verträge sind zusätzliche Einsparungen im Arzneimittelbereich, neben den von Apothekern und Herstellern schon nach § 130 und 130 a SGB V zur gewährenden Rabatten und den schon durch die vorherigen Gesundheitsreformen eingeführten Regelungen wie Festbeträgen und den Ausschluss der Verordnungsfähigkeit von OTC-Präparaten. Als weiteres gesundheitspolitisches Instrument sollen sie somit die Ausgabensteigerungen der gesetzlichen Krankenversicherungen begrenzen.

Die Gesundheitsreform 2007 (GKV-WSG) und der Rahmenvertrag zur Arzneimittelversorgung führten im April 2007 zur praktischen Umsetzung dieser Vertragsmöglichkeit, da die Apotheken zur Abgabe eines wirkstoffgleichen, rabattierten Arzneimittels verpflichtet wurden, sofern der Austausch nicht ausdrücklich durch den verordneten Arzt ausgeschlossen wird.

Bei der Umsetzung der von den Krankenkassen geschlossenen Rabattverträge ergeben sich jedoch in der Praxis zahlreiche Probleme. In den Apotheken muss seit April 2007 bei der Belieferung eines Rezeptes zuerst immer nachgesehen werden, ob die Krankenkasse des Kunden entsprechende Verträge abgeschlossen hat und ein rabattiertes Präparat abzugeben ist. Zu Beginn kam es dabei häufig zu Lieferschwierigkeiten, denn einige Hersteller konnten die plötzlich erhöhte Nachfrage ihrer Rabattpräparate nicht erfüllen. Hinzu kam für die Apotheken, dass ihre bisherige Lagerhaltung häufig nicht den neuen Anforderungen der Rabattverträge der Krankenkassen entsprach. Viele Arzneimittel konnten und können dem Kunden deshalb nicht mehr sofort mitgegeben werden, sondern müssen erst beim Großhändler bestellt werden. Gegenüber den Kunden muss das Apothekenpersonal erklären, warum nicht mehr der

Arzt (oder die Apotheke) darüber entscheidet welches Arzneimittel abgeben wird, sondern ein von ihrer Krankenkasse mit einem oder mehreren Herstellern geschlossener Vertrag die Abgabe eines bestimmten Präparates bestimmt.

Vor allem für ältere Patienten bedeuten die Rabattverträge große Veränderungen bei der individuellen Arzneimittelversorgung. Sie erhalten in der Apotheke häufig ein anderes Arzneimittel, als jenes, das sie schon seit Jahren kennen. Wechselnde Rabattverträge können zudem immer wieder zu Präparaten eines anderen Herstellers führen. Gerade bei älteren Patienten, die oft mehr als 8 verschiedene Arzneimittel einnehmen(11), kann der Wechsel zu individuell verschiedenen Problemen führen. Ein Verlust des Vertrauens in die Therapie (Zunahme der Non-Compliance) durch anders aussehende Präparate und Beipackzettel, sowie die Verwechslung von ähnlich lautenden Wirkstoffen und eine versehentliche Überdosierung durch Einnahme von der gewohnten Anzahl Tabletten mit unterschiedlicher Stärke sind ebenfalls möglich (12)(13)(14)(15).

Da viele Krankenkassen mitunter Rabattverträge über das gesamte Sortiment eines oder mehrerer Hersteller geschlossen haben, sind vom Präparatewechsel auch Wirkstoffe mit geringer therapeutischer Breite und problematische Arzneiformen, z. B. Arzneimittel mit modifizierter Wirkstofffreisetzung betroffen.

Die Apotheke hat seit April 2008 jedoch auch, neben den Fällen der Akut- und Notversorgung, die Möglichkeit von der vorrangigen Abgabe eines rabattierten Fertigarzneimittels abzuweichen und zwar gemäß § 17 Absatz 5 ApBetrO (pharmazeutische Bedenken)(8)(16). Pharmazeutische Bedenken bestehen, wenn durch den Präparatewechsel trotz zusätzlicher Beratung des Patienten der Therapieerfolg oder die Arzneimittelsicherheit im konkreten Einzelfall gefährdet ist. Wird in einem solchen Falle nicht das rabattbegünstigte Arzneimittel abgegeben, hat die Apotheke das vereinbarte Sonderkennzeichen (Sonder-PZN 2567024) auf das Rezept aufbringen sowie den Grund für die abweichende Abgabe zu vermerken(17). Aus Angst vor einer möglichen

Retaxation durch die Krankenkassen vermeiden viele Apotheken von dieser Möglichkeit Gebrauch zu machen, denn ob die Krankenkasse bei einer Prüfung des Rezeptes auch die Begründung für die pharmazeutischen Bedenken anerkennt ist unklar.

In Zusammenhang mit der Einführung der Aut-idem-Regelung hat die Deutsche Pharmazeutische Gesellschaft bereits im Jahr 2002 eine Leitlinie zur Guten Substitutionspraxis erarbeitet[(18)]. In dieser werden Kriterien definiert und erläutert, die aus wissenschaftlicher Sicht bei einem Präparateaustausch während einer laufenden medikamentösen Behandlung zu berücksichtigen sind. Als Grundsätze für die generische Substitution werden aus pharmazeutischer Sicht folgende Rahmenbedingungen für notwendig gehalten: Vermeidung eines häufigen Präparatewechsels, insbesondere bei Indikationen, die eine besonders gute Einstellung des Patienten und eine konstante medikamentöse Therapie erfordern, sowie bei Wirkstoffen mit enger therapeutischer Breite, Auswahl von therapeutisch gleichwertigen Präparaten, sorgsame Umstellung bei kritischen Darreichungsformen und Berücksichtigung von Faktoren, die für die Compliance der Patienten von Bedeutung sind.

In der Leitlinie zur Guten Substitutionspraxis führt die DPhG auch einzelne Arzneimittelgruppen auf, bei denen eine Substitution kritisch sein kann und fordert für die Substitution in diesen Fällen das Vorliegen von allgemein zugänglichen, zuverlässigen Bioäquivalenzdaten zur Beurteilung der Arzneimittelqualität. Bei Antiarrhythmika, Antiasthmatika, Antidementiva, Antidepressiva, Antidiabetika, Antikonvulsiva, Antikoagulantien, Antiparkinsonmitteln, herzwirksamen Glykosiden, hormonalen Kontrazeptiva, Immunsuppressiva, Interferonen, Neuroleptika, Opioid-Analgetika, Thrombozytenfunktionshemmern und Zytostatika darf gemäß der Leitlinie nur ein Austausch erfolgen, wenn die Arzneimittelqualität anhand der Bioäquivalenzdaten berücksichtigt wurde und vergleichbar ist.

Bedenken beim Wechsel von Präparaten ergeben sich ebenfalls bei bestimmten Arzneiformen, wie zum Beispiel Retardarzneiformen, transdermalen therapeutischen Systemen und Dosieraerosolen, und bestimmten Wirkstoffen, die eine enge therapeutische Breite aufweisen (z. B. Theophyllin, Digoxin, Digitoxin) oder schlecht löslich sind (z. B. Carbamazepin, Furosemid, Omeprazol). Zur Beurteilung der Qualität der verschiedenen Arzneimittel sind deshalb allgemein zugängliche und zuverlässige Bioäquivalenzdaten und/oder Löslichkeitsuntersuchungen generisch verfügbarer Wirkstoffe erforderlich.

Der Rahmenvertrag nach § 129 SGB V verpflichtet hingegen die Apotheken zum Austausch von verordneten Arzneimitteln gegen Rabattarzneimittel sofern die Voraussetzungen nach § 4 erfüllt sind und der Arzt kein Aut-idem-Kreuz gesetzt hat. Eine Berücksichtigung der aus pharmazeutischer Sicht problematischen Aspekte, wie häufiger Wechsel der Präparate bei Indikationen, die eine kontinuierliche Therapie erfordern oder von Wirkstoffen mit enger therapeutischer Breite ist nicht Gegenstand dieses Vertrages und wird sowohl von der DPhG als auch von anderen Fachgesellschaften, Patientenorganisationen und Ärzten kritisiert(10).

Die Arzneimittelkommission der deutschen Ärzteschaft äußerte sich ebenfalls zur Austauschbarkeit von wirkstoffgleichen Arzneimitteln(19). In ihrer Stellungnahme kommt sie zu dem Ergebnis, dass zwar die Substitution von Originalpräparaten durch Generika von einem großen Teil der praktisch tätigen Ärzte akzeptiert wird, es jedoch Bedenken zur therapeutischen Äquivalenz gibt. So wird in persönlichen Mitteilungen darauf hingewiesen, dass ein wiederholter Wechsel des Arzneimittels auch bei Bioäquivalenz durch Änderungen von Form, Größe oder Farbe der Darreichungsform Patienten irritieren und zu Einnahmefehlern oder Verschlechterung der Adhärenz führen kann. Publizierte Daten zu einem möglichen Einfluss rabattbedingter Arzneimittelwechsel auf die Therapietreue fehlen jedoch. Nur für eine geringe Zahl an Arzneimittelgruppen liegen, vor allem aus dem Ausland, veröffentlichte

Daten zu therapeutische Problemen durch Wechsel der Arzneimittel vor. Diese Arzneimittel zeichnen sich alle durch eine enge therapeutische Breite aus: Antiepileptika, HIV-Arzneimittel, Immunsupressiva wie Mycophenolat und Cyclosporin sowie Schilddrüsenhormone. Um Probleme beim Austausch von wirkstoffgleichen Arzneimitteln zu vermeiden empfiehlt die AkdÄ zum einen durch eine gut verständliche Information breiter Kreise unter Einbeziehung von Ärzten, Apothekern und Patienten die rechtliche Situation bekannt zu machen. Zum anderen ist sicherzustellen, dass präzise formulierte Kriterien bei der Aut-idem-Substitution angewendet werden: gleiche Zusammensetzung des Fertigarzneimittels nach Art und Menge, gleiche oder austauschbare Darreichungsform und Wirkstofffreisetzung wie das Referenz-arzneimittel und Teilbarkeit von festen oralen Darreichungsformen.

Aus Sicht der Krankenkassen sollen die Rabattverträge vor allem die immer weiter steigenden Arzneimittelausgaben dämpfen. Allein die AOK beziffert das erwartete Einsparpotential durch die Rabattverträge auf jährlich über 500 Millionen Euro für die Jahre 2009 bis 2011 und will damit an anderer Stelle innovative Behandlungsformen voran bringen[(20)]. Aus Ihrer Sicht gibt es keine Probleme bei der Umstellung auf Rabattarzneimittel. Eine Befragung der Universität Duisburg-Essen in Kooperation mit dem Wissenschaftlichen Institut der AOK (WIdO) kommt zu dem Ergebnis, dass die Mehrheit der AOK-Versicherten den Abschluss von Rabattverträgen zwischen Krankenversicherung und Arzneimittelherstellern begrüßt und diese mehr Vor- als Nachteile bringen. Die Versicherten nannten insbesondere die niedrigeren Arzneimittelpreise und die stabilen Beitragssätze der AOK als zentrale Vorteile. Erfahrungen mit AOK-Rabattverträgen hatte zwar nur ein Drittel der Befragten gemacht, diese gaben aber an, dass das Arzneimittel überwiegend sofort verfügbar (65,9 %) und die Umstellung auf Rabattarzneimittel unproblematisch (75,6 %) war. Allerdings werden in der Pressemitteilung des Wido weder Angaben zur Altersstruktur der Befragten gemacht (befragt wurden 2.025 AOK-Versicherte ab 18 Jahren durch computergestützte Telefoninterviews), noch alle gestellten Fragen genannt oder der Gesundheitszustand der Befragten berücksichtigt[(21)].

Zu einem deutlich anderen Ergebnis kommt die Untersuchung der Hochschule Fresenius, die 135 Patienten, die bereits Erfahrungen mit rabattierten Arzneimitteln gemacht haben, befragte und die medizinischen Auswirkungen des Austausches, die Compliance, die entstandenen Mehraufwendungen des Austausches für den Einzelnen, für das Solidarsystem und für Apotheker und Ärzte evaluierte. Die gesundheitsökonomische Untersuchung ergibt Hinweise auf nachteilige medizinische und ökonomische Folgewirkungen der Rabattverträge. Von den Befragten klagten 49 % über Nebenwirkungen nach der Umstellung auf ein Rabattarzneimittel, jeder vierte gab sogar starke Nebenwirkungen an. Diese Gruppe war am ehesten bereit Aufzahlungen zu leisten, um ihr früheres Arzneimittel wieder zu erhalten. Die Pilotstudie kommt zu dem Schluss, dass eine gesundheitsökonomische Bewertung der Rabattverträge, die allein auf die Einsparsumme durch den niedrigeren Preis der ausgetauschten Arzneimittel abhebt, zu kurz greift und das sich Trends zeigen, dass die medizinischen und ökonomischen Folgewirkungen nicht vorteilhaft sein müssen(22).

Eine von „Medical Tribune", der Deutschen Gesellschaft für Innere Medizin e.V. (DGIM) und der Deutschen Gesellschaft für Versicherte und Patienten e.V. (DGVP) im Sommer 2009 durchgeführte Studie, bei der 5000 Arztpraxen befragt wurden, kommt ebenfalls zu dem Schluss, dass die Compliance der Patienten vor allem durch die teilweise unterschiedlichen Beipackzettel der Arzneimittel beeinflusst wird. Ursache der Verunsicherung seien aber eindeutig auch die Rabattverträge. Durch den rabattbedingten Präparatewechsel kann es vorkommen, dass ein Patient in der Apotheke ein Arzneimittel bekommt, in dessen Packungsbeilage es keinen Hinweis auf die spezielle Krankheit des Patienten gibt. Ein ohnehin schon verunsicherter Patient wendet in einem solchen Falle eventuell sein Präparat gar nicht mehr an. Für Verunsicherung und Therapieabbrüche sorgt aber auch das wechselnde Aussehen der Arzneimittel. In allen diesen Fällen besteht die Gefahr der nicht mehr regelmäßigen Arzneimitteleinnahme oder des Therapieabbruches aber auch einer möglichen Überdosierung in der Umstellungsphase. Mehr als 60 Prozent der befragten Ärzte berichteten von ernsthaften Problemen durch Einnahmefehler wie Unterzuckerung bei Diabetikern, kritischen Blutdruckverläufen, Blutungskomplikationen bis hin zu Koma, Amputationen und Todesfolge. Die Studieninitiatoren kommen zu dem Schluss, dass die mangelnde Compliance der Patienten zu einem erheblichen Teil von der Gesundheitspolitik, unter anderem durch die Vorschriften zur Gestaltung der Beipackzettel und Rabattvertragsregelungen, mit verursacht wird(12)(13).

Der Bundesverband der Arzneimittel-Hersteller e.V. (BAH) lies vom Marktforschungsinstitut IMS Health ebenfalls untersuchen, ob Arzneimittel-Rabattverträge einen Einfluss auf die Therapiequalität und den Versorgungsalltag von Patienten haben. Primäres Studienziel war die Analyse inwieweit es durch den Medikationswechsel zu einer Beeinflussung der Compliance sowie der Wirksamkeit und Nebenwirkungen der Therapie kommt. In den analysierten Therapiegebieten (Lipidsenker, Antidepressiva, Insuline) beobachtete IMS Health signifikante Veränderungen im Hinblick auf Compliance und Verträglichkeit der Arzneimittel nach einem Präparatewechsel, die auch einen negativen Einfluss auf die Entwicklung medizinischer Parameter, wie den Blutglucose- und den Cholesterinspiegel, hatten(14). Die Untersuchung der Anwendungsgebiete Osteoporose und Funktionsstörungen der Schilddrüse zeigte ebenfalls Hinweise für eine Verschlechterung der Compliance nach einem rabattvertragsbedingten Verordnungswechsel. 10,5 % der Patienten mit einer Schilddrüsenfunktionsstörung wurden nach einem Medikationswechsel beim nächsten Arztbesuch wieder auf ihr ursprüngliches Produkt zurückgestellt(23).

Aus pharmazeutischer Sicht problematische Aspekte haben beim Abschluss der Rabattverträge offensichtlich keine Rolle gespielt, darüber hinausgehende Folgewirkungen wurden bei Ihrer Einführung nicht diskutiert. Als gesundheits-politisches Instrument sollen sie die Ausgabensteigerungen im Arzneimittelbereich der gesetzlichen Krankenversicherungen begrenzen. Da die Rabattverträge aber vorrangig im generischen Arzneimittelbereich geschlossen worden sind, können die Ausgaben der Kassen so nur bedingt gesenkt werden. Für den Anstieg der Arzneimittelausgaben sind vor allem auch neue und teure Arzneimittel verantwortlich, so machen bei der AOK beispielsweise die patentgeschützten Arzneimittel einen Anteil von 24 % der Verordnungen und 58 % des Umsatzes aus(24).

Bei der Betrachtung der Arzneimittelausgaben der gesetzlichen Krankenversicherungen im Jahr 2008 zeigt sich ebenfalls, dass die Kostensteigerungen vor allem durch wenige, kostenintensive Arzneimittelgruppen verursacht werden(1). So werden 20,7 % der gesamten Fertigarzneimittelausgaben der gesetzlichen Krankenversicherungen in Deutschland durch 30 Präparate verursacht. Darunter sind unter anderem die Tumornekrosefaktor-Antagonisten Humira® und Enbrel® an erster und zweiter Stelle, sowie Antiasthmatika (Symbicort®, Viani®), die Interferone (Rebif®, Betaferon®, Avonex®) und Tumortherapeutika (Glivec®, Arimidex®).

6. Darstellung der Ergebnisse

6.1. Auswertung der Verordnungen mit Sonder-PZN als Indikator für die Nicht-Verfügbarkeit eines Rabattarzneimittels

Die Auswertung der Verordnungen aus April bis Oktober 2008 ergab, dass auf den 1.511 betrachteten Rezepten, insgesamt 2.877 Arzneimittel verordnet wurden und davon bei 1.542 der Austausch gegen ein Rabattarzneimittel von der beliefernden Apotheke abgelehnt wurde. Damit wird auch abgebildet, welchen zusätzlichen Arbeitsaufwand Apotheken erbringen müssen, um den Verpflichtungen aus den Rabattverträgen nachzukommen und welche Schwierigkeiten sich dabei im Einzelfall ergeben können. Die Sonder-PZN für die Nicht-Verfügbarkeit eines Rabattartikels wurde dabei häufiger bei Frauen (966 Fälle), als bei Männern (559 Fälle) aufgedruckt. Dies in entspricht in etwa der anteiligen Häufigkeit, mit der Frauen und Männer Apotheken aufsuchen. 17 Arzneimittelverordnungen konnten, aufgrund geschützter Daten (z. B. Mitarbeiter der Krankenkasse) oder ausländischer Vornamen, keinem Geschlecht zugeordnet werden (Tabelle 3).

Tabelle 3: Anzahl der Verordnungen mit Sonder-PZN und Geschlecht der Versicherten

Geschlecht der Versicherten	Anzahl der Arzneimittelverordnungen mit Sonder-PZN 2567024 und Kennzeichnung „2“
weiblich	966
männlich	559
Nicht zuzuordnen	17
Gesamtergebnis	**1.542**

Betrachtet man die Altersverteilung der Versicherten, bei denen die Apotheke keinen Rabattartikel abgegeben hat, fällt auf, dass die Versicherten in 72 % der Fälle zwischen 50 und 89 Jahren alt waren (Tabelle 4).

Tabelle 4: Anzahl der Verordnungen mit Sonder-PZN gruppiert nach Alter der Versicherten

Alter in Jahren	N	in %	N ohne K, Y und L*	in %
0-9	107	6,94%	53	10,47%
10-19	53	3,44%	27	5,34%
20-29	37	2,40%	19	3,75%
30-39	57	3,70%	22	4,35%
40-49	113	7,33%	39	7,71%
50-59	182	11,80%	58	11,46%
60-69	286	18,55%	84	16,60%
70-79	389	25,23%	115	22,73%
80-89	255	16,54%	69	13,64%
90-99	50	3,24%	16	3,16%
100	4	0,26%	1	0,20%
keine Angabe	9	0,58%	3	0,59%
Gesamtergebnis	**1.542**	**100,00%**	**506**	**100,00%**

* Anzahl ohne Verordnungen auf denen keine Angabe gemacht wurde oder die Angabe nicht lesbar war, es um die Importregelung ging oder der Rabattartikel nicht lieferbar war

Schließt man die Verordnungen aus, bei denen die Apotheke keinen Grund auf der Verordnung angegeben hat (K) oder die Sonder-PZN für die Nicht-Verfügbarkeit (Lieferschwierigkeiten) eines Rabattarzneimittels (L) oder eines Importarzneimittels (Y) gewählt hat, sind 64 % der Versicherten im Alter von 50 bis 89 Jahren (Tabelle 4). Deutlich häufiger treten dabei Probleme bei Frauen auf (Tabelle 5).

Tabelle 5: Anzahl der Verordnungen mit Sonder-PZN gruppiert nach Alter und Geschlecht der Versicherten

Alter	Geschlecht	N	N ohne K, Y und L*
0-9	keine Angabe	1	1
	m	61	32
	w	45	20
10-19	m	27	17
	w	26	10
20-29	m	14	5
	w	23	14
30-39	keine Angabe	1	0
	m	27	13
	w	29	9
40-49	m	43	15
	w	70	24
50-59	m	66	18
	w	116	40
60-69	keine Angabe	4	0
	m	116	36
	w	166	48
70-79	keine Angabe	3	2
	m	131	38
	w	255	75
80-89	keine Angabe	1	0
	m	67	20
	w	187	49
90-99	m	7	2
	w	43	14
100	w	4	1
keine Angabe	keine Angabe	7	3
	w	2	0
Gesamt		**1.542**	**506**

* Anzahl ohne Verordnungen auf denen keine Angabe gemacht wurde oder die Angabe nicht lesbar war, es um die Importregelung ging oder der Rabattartikel nicht lieferbar war

Bei der Auswertung der Begründungen auf den Verordnungen war eine Zuordnung von mehreren Codes (Tabelle 1, Tabelle 2) notwendig, da einige Apotheken mehrere Gründe für die Nicht-Belieferung des Rabattarzneimittels angegeben haben oder ein zusätzlicher Code notwendig war, um die Verordnung eindeutig kennzeichnen zu können (z.B. K (keine Begründung), aber Abgabe eines Rabattartikels ist erfolgt (K, X)). So ergibt sich die höhere Anzahl (Tabelle 6) an zugeordneten Codes im Gegensatz zur Anzahl der Arzneimittelverordnungen (Tabelle 3).

Die Sonder-PZN wurde auch auf Rezepte aufgebracht, die gemäß des Rahmenvertrages mit einem Rabattarzneimittel beliefert wurden (insgesamt 197 Fälle) oder auf denen der verordnende Arzt bereits den Austausch durch ein Aut-idem-Kreuz ausgeschlossen hat (insgesamt 102 Fälle). Bei 49 Arzneimittelverordnungen wollte die Apotheke die Nicht-Verfügbarkeit eines Importarzneimittels kenntlich machen (Tabelle 6).

Auffällig war, dass in 903 Fällen gar keine Begründung, oder eine nicht lesbare Begründung, auf dem Rezept vermerkt wurde (K) (Tabelle 6). Eine eindeutige Zuordnung, ob der Grund für die Nicht-Abgabe des Rabattartikels die Nicht-Lieferbarkeit oder Pharmazeutische Bedenken waren, war bei diesen Verordnungen nicht möglich.

Tabelle 6: Codierung der angegebenen Begründungen für die Nichtabgabe eines Rabattarzneimittels

Codierung der Begründung	N	In %
K (keine Angabe, nicht lesbar)	903	47,43 %
X (Rabattartikel wurde abgegeben)	197	10,35 %
A (Akutversorgung)	177	9,30 %
L (Rabattartikel nicht lieferbar)	133	6,99 %
Z (Austausch durch Aut-idem-Kreuz bereits ausgeschlossen)	102	5,36 %
S (Andere)	84	4,41 %
C (Compliance)	54	2,84 %
Y (Importregelung)	49	2,57 %
P (Pharmazeutische Bedenken)	44	2,31 %
D (andere Darreichungsform)	43	2,26 %
T (geringe therapeutische Breite)	36	1,89 %

I (andere Indikation des Rabattartikels)	27	1,42 %
H (Teilbarkeit)	26	1,37 %
U (UAW)	26	1,37 %
R (Retardierte Arzneiform)	3	0,16 %
Gesamt	**1.904**	**100 %**

Der Vergleich des verordneten Arzneimittels und des abgegebenen Arzneimittels zeigte, dass die Apotheken bei 133 Präparaten ein rabattiertes Arzneimittel abgegeben haben (K, X), 7 Mal war dabei zusätzlich ein Aut-idem-Kreuz des Arztes vorhanden (K, X, Z). In 45 Fällen sollte nicht die Nicht-Verfügbarkeit eines Rabattarzneimittels auf dem Rezept dokumentiert werden, sondern die Nicht-Verfügbarkeit eines Importarzneimittels (K, Y). Ein Aut-idem-Kreuz des Arztes war zudem für 91 Arzneimittelverordnungen vorhanden, die Sonder-PZN wurde hier noch zusätzlich für die Dokumentation der Abgabe eines nicht rabattierten Arzneimittels aufgebracht (K, Z). Die Abgabe eines anderen, als dem mit einem Aut-idem-Kreuz verordneten Arzneimittel, wollten die Apotheken in 3 Fällen mit der Sonder-PZN kennzeichnen. Dabei wurde einmal ein anderes, nicht rabattiertes Präparat (K, S), und zweimal ein anderes Rabattarzneimittel (K, S, X) abgegeben (Tabelle 7).

Tabelle 7: Verordnungen ohne Angabe eines Grundes für das Aufbringen der Sonder-PZN

Codierung	**N**
K (keine Angabe oder nicht lesbar)	903
K, X (keine Angabe oder nicht lesbar und Rabattartikel wurde abgegeben)	126
K, X, Z (keine Angabe oder nicht lesbar, Rabattartikel wurde abgegeben und Austausch durch Aut-idem-Kreuz bereits ausgeschlossen)	7
K, Y (keine Angabe oder nicht lesbar und Importregelung)	45
K, Z (keine Angabe oder nicht lesbar und Austausch durch ein Aut-idem-Kreuz bereits ausgeschlossen)	91
K, S (keine Angabe oder nicht lesbar und Abgabe eines anderen Arzneimittels)	1
K, S, X (keine Angabe oder nicht lesbar und Abgabe eines anderen Rabattartikels)	2

Eine Begründung für die Belieferung des Rezeptes mit einem nicht rabattierten Arzneimittel wurde in 639 Fällen (41,44 % der insgesamt betrachteten 1.541 Arzneimittelverordnungen) angegeben (Tabelle 8). Bei 133 Präparaten gab die Apotheke dabei an, dass ein Rabattartikel nicht lieferbar oder außer Handel war (L). Zum Teil wurde in diesen Fällen aber trotzdem ein Rabattarzneimittel abgegeben (L, X; 19 Fälle) oder es ging um einen Importartikel (L, Y; 4 Fälle). Auf einer Verordnung wurde zudem vermerkt „aus Gründen der Verfügbarkeit und Verträglichkeit kein Austausch“ (L, U).

Besonders häufig begründeten die Apotheken das Abweichen von der vorrangigen Abgabe eines Rabattarzneimittels mit einer Akutversorgung (A). 177 Mal war eine sofortige Versorgung, zum Beispiel im Notdienst, notwendig. Allerdings gaben die Apotheken hier in 31 Fällen trotzdem ein rabattiertes Präparat ab (A, X) (Tabelle 8).

Pharmazeutische Bedenken beim Austausch hinsichtlich der Compliance gab es bei 53 Präparaten. In einigen Fällen kamen als Grund noch die unterschiedliche Darreichungsform (Kapseln anstelle von Tabletten notwendig, anderes Inhalationssystem; C, D), die geringe therapeutische Breite (C, T) oder unerwünschte Arzneimittelwirkungen hinzu (Tabelle 8).

Die unterschiedliche Darreichungsform von verordnetem Präparat und dem jeweiligen Rabattartikel war in 41 Fällen der Grund für die Abgabe des nicht rabattierten Arzneimittels (D). Bei einer Versicherten war neben der sublingualen Applikationsform auch die „Polypharmazie“ das Argument den Austausch abzulehnen (D, S) (Tabelle 8).

Weitere Gründe für die nicht vorrangige Abgabe eines Rabattarzneimittels waren die Teilbarkeit (25 Fälle, H) und die verschiedene Indikation der Präparate (27 Fälle, I). Nur bei drei Verordnungen spielte hingegen die Retardierung der verordneten Arzneimittel eine Rolle (R) (Tabelle 8).

Die geringe therapeutische Breite, schwankende Spiegel beim Therapiewechsel und Bedenken bezüglich der Bioverfügbarkeit (T) waren bei 35 Präparaten der Grund für die Ablehnung des Austausches. Hinzu kam in einem Fall noch die mögliche Non-Compliance beim Wechsel des Arzneimittels (T, C) (Tabelle 8).

Nicht genau einer Begründung zuordnen ließen sich die Verordnungen, auf denen lediglich „Pharmazeutische Bedenken“ oder andere Gründe, für die kein eigener Code vergeben wurde, angegeben waren. In 44 Fällen gaben die Apotheken für die Nicht-Abgabe eines Rabattartikels „Pharmazeutische Bedenken“ (P) an. Andere Gründe (S) waren „Polypharmazie“, „problematische Indikation“, „mangelnde Freisetzung“, „Problematische Patientengruppe“, „eingestellte Therapie“, „Patient blind“ oder „Patient lehnt Rabattartikel ab“ (80 Fälle). 10 Mal wurde dabei von der Apotheke trotzdem ein Rabattartikel ausgewählt (S, X), dreimal hatte der Arzt schon ein Aut-idem-Kreuz gesetzt (S, Z) (Tabelle 8).
Unerwünschte Arzneimittelwirkungen führten in 21 Fällen zur Ablehnung des Präparatewechsels durch die Apotheke (Tabelle 8).

Tabelle 8: Codierung der Begründungen unter Berücksichtigung des abgegebenen Arzneimittels

Codierung	N	In %	In % (bezogen auf die insgesamt betrachteten Verordnungen)
A (Akutversorgung)	177	27,70 %	11,48 %
A, H (Akutversorgung und Teilbarkeit)	1	0,16 %	0,06 %
A, X (Akutversorgung und Rabattartikel wurde abgegeben)	31	4,85 %	2,01 %
C (Compliance)	53	8,29 %	3,44 %
C, D (Compliance und andere Darreichungsform)	2	0,31 %	0,13 %
C, T (Compliance und geringe therapeutische Breite)	1	0,16 %	0,06 %

C, U (Compliance und UAW)	3	0,47 %	0,19 %
C, X (Compliance und Rabattartikel wurde abgegeben)	1	0,16 %	0,06 %
C, Z (Compliance und Austausch durch ein Aut-idem-Kreuz bereits ausgeschlossen)	1	0,16 %	0,06 %
D (andere Darreichungsform)	41	6,42 %	2,66 %
D, S (andere Darreichungsform und Polypharmazie)	1	0,16 %	0,06 %
H (Teilbarkeit)	25	3,91 %	1,62 %
I (andere Indikation des Rabattartikels)	27	4,23 %	1,75 %
I, X (andere Indikation des Rabattartikels aber Rabattartikel wurde abgegeben)	1	0,16 %	0,06 %
L (Rabattartikel nicht lieferbar)	133	20,81 %	8,63 %
L, U (Rabattartikel nicht lieferbar und UAW)	1	0,16 %	0,06 %
L, X (Rabattartikel nicht lieferbar aber Rabattartikel wurde abgegeben)	19	2,97 %	1,23 %
L, Y (Rabattartikel nicht lieferbar und Importregelung)	4	0,63 %	0,26 %
P (Pharmazeutische Bedenken)	44	6,89 %	2,85 %
R (retardierte Arzneiform)	3	0,47 %	0,19 %
S (andere Gründe)	80	12,52 %	5,19 %
S, U (andere Gründe und UAW)	1	0,16 %	0,06 %
S, X (andere Gründe und Rabattartikel wurde abgegeben)	10	1,56 %	0,65 %
S, Z (andere Gründe und Austausch durch ein Aut-idem-Kreuz bereits ausgeschlossen)	3	0,47 %	0,19 %
T (geringe therapeutische Breite)	35	5,48 %	2,27 %
T, C (geringe therapeutische Breite und Compliance)	1	0,16 %	0,06 %
U (UAW)	21	3,29 %	1,36 %
Gesamtergebnis*	**639**	**100 %**	**41,44 %**

* insgesamt betrachtet wurden 1.541 Arzneimittelverordnungen bei denen von der beliefernden Apotheke die Sonder-PZN auf dem Rezept (Muster 16) aufgedruckt wurde

Bei der detaillierten Betrachtung der Arzneimittel ergibt sich folgendes Ergebnis. Am häufigsten lehnten die Apotheken den Austausch von Präparaten mit Levothyroxin-Natrium ab (77 Fälle, Tabelle 9). Schließt man die Verordnungen ohne eine Begründung aus wurden ebenfalls Arzneimittel mit Levothyroxin am häufigsten aufgrund pharmazeutischer Bedenken nicht gegen ein Rabattarzneimittel ausgetauscht (43 Fälle, Tabelle 10). An zweiter und dritter Stelle folgen die Wirkstoffe Ibuprofen und Phenprocoumon (Tabelle 9). Pharmazeutische Bedenken äußerten die Apotheken dabei in 38 Fällen bei Phenprocoumon und 28 Fällen bei Ibuprofen (Tabelle 10). Der Austausch von Arzneimitteln mit Acetyl-digoxin (51 Fälle), Timolol (48 Fälle), Budesonid (46 Fälle) und Fosinopril (45 Fälle) wurde, bei Betrachtung aller Verordnungen (Tabelle 9), ebenfalls häufig abgelehnt. Eine Begründung der Apotheke wurde dabei nur in wenigen Fällen angegeben. Bei Acetyldigoxin ist 7 Mal die Nicht-Lieferbarkeit des Vertragspartners und 2 Mal die geringe therapeutische Breite des Wirkstoffes auf der Verordnung vermerkt worden (Tabelle 10). Ähnlich war es bei den Präparaten mit Timolol (9 Mal nicht lieferbar), Fosinopril (11 Mal nicht lieferbar) und Budesonid (12 Mal nicht lieferbar, 2 Mal Compliance, 5 Mal andere Darreichungsform).

Tabelle 9: Wirkstoffe (TOP 20) bei denen die Nicht-Verfügbarkeit eines Rabattartikels auf der Verordnung vermerkt wurde

Wirkstoff	N absolut	in %
Levothyroxin-Natrium	77	4,99%
Ibuprofen	69	4,47%
Phenprocoumon	60	3,89%
Acetyldigoxin	51	3,31%
Timolol	48	3,11%
Budesonid	46	2,98%
Fosinopril	45	2,92%
Fentanyl	44	2,85%
Diclofenac	43	2,79%
Prednisolon	40	2,59%
Nebivolol	35	2,27%
Escitalopram	32	2,08%
Salbutamol	31	2,01%
Morphin	29	1,88%
Phenoxymethylpenicillin	27	1,75%

Molsidomin	23	1,49%
Valproinsäure	22	1,43%
Metoprolol	21	1,36%
Beclometason	19	1,23%
Doxepin	19	1,23%
Weitere	761	49,35%
Gesamt	**1.542**	**100,00%**

An 8. beziehungsweise 4. Stelle der am häufigsten nicht abgegebenen Rabattarzneimittel stehen fentanylhaltige Arzneimittel. In 22 Fällen wurde keine Begründung angegeben, bei 22 Versicherten wurde der Austausch aufgrund pharmazeutischer Bedenken, wie nicht gleicher Bioverfügbarkeit abgelehnt. Auch bei Präparaten mit anderen Opioiden erfolgte keine Belieferung des Rezeptes mit einem Rabattartikel. Bei Morphin wurde in 11 Fällen und bei Oxycodon in 5 Fällen aufgrund pharmazeutischer Bedenken die Sonder-PZN aufgebracht (Tabelle 10).

Tabelle 10: Wirkstoffe (TOP 20) bei denen die Apotheke aufgrund pharmazeutischer Bedenken den Austausch ablehnte

Wirkstoff	N ohne K, L und Y*	in %
Levothyroxin-Natrium	43	8,50%
Phenprocoumon	38	7,51%
Ibuprofen	28	5,53%
Fentanyl	22	4,35%
Diclofenac	18	3,56%
Salbutamol	16	3,16%
Budesonid	13	2,57%
Beclometason	12	2,37%
Morphin	11	2,17%
Valproinsäure	11	2,17%
Ciprofloxacin	9	1,78%
Prednisolon	8	1,58%
Metamizol-Natrium	8	1,58%
Loperamid	8	1,58%

Schilddrüsenhormone (Levothyroxin + Kaliumiodid)	8	1,58%
Opipramol	8	1,58%
Amoxicillin	8	1,58%
Levodopa und Decarboxylasehemmer	8	1,58%
Phenoxymethylpenicillin	7	1,38%
Cefuroxim	7	1,38%
Weitere	215	42,49%
Gesamt	**506**	**100,00%**

* Anzahl ohne Verordnungen auf denen keine Angabe gemacht wurde oder die Angabe nicht lesbar war, es um die Importregelung ging oder der Rabattartikel nicht lieferbar war

Betrachtet man nur die Verordnungen, auf denen die Apotheke schriftlich Ihren Grund für den Aufdruck der Sonder-PZN vermerkt hat, sind unter den zwanzig am häufigsten nicht ausgetauschten Arzneimittel auch die Wirkstoffe Valproinsäure, Schilddrüsenhormone (Levothyroxin + Kaliumiodid) und Levodopa zu finden (Tabelle 10). Als Gründe genannt wurden neben geringer therapeutischer Breite und unterschiedlicher therapeutischer Breite auch die Polypharmazie der Versicherten und Unverträglichkeiten der Rabattartikel.

In der Tabelle 10 werden ebenfalls die Antibiotika Ciprofloxacin, Amoxicillin, Phenoxymethylpenicillin und Cefuroxim aufgeführt. Die Abgabe eines nicht rabattierten Arzneimittels erfolgte hier allerdings aufgrund einer Akutversorgung, zum Beispiel im Notdienst und nicht wegen pharmazeutischer Bedenken.

Die Zuordnung der einzelnen Wirkstoffe in übergeordnete Wirkstoffgruppen zeigt, dass die Sonder-PZN für die Nichtverfügbarkeit eines Rabattartikels am häufigsten bei β-Rezeptorenblockern, Nicht-steroidalen Antirheumatika, Antibiotika und Opioiden auf die Verordnungen gedruckt wurde (Tabelle 11). Etwas anders sieht es bei den mit einer Begründung der Apotheke versehenen Rezepten aus. An erster Stelle stehen Antibiotika, die in der Akutversorgung abgegeben wurden, gefolgt von Schilddrüsenhormonen, Nicht-steroidalen

Antirheumatika (vor allem Akutversorgung), Opioiden und Corticosteroiden (Tabelle 12).

Die Wirkstoffgruppe der Schilddrüsenhormone steht bei der Betrachtung aller Verordnungen mit Sonder-PZN hinter den Antidepressiva an siebter Stelle. In über der Hälfte der Fälle (51 von 91) lehnten die Apotheken den Austausch der Levothyroxin-Präparate aufgrund pharmazeutischer Bedenken, wie unter-schiedlicher Bioverfügbarkeit der Präparate oder gefährdeter Compliance der Patienten, ab (Tabelle 11, Tabelle 12).

Orale Antikoagulantien (Phenprocoumon und Clopidogrel) sind an neunter (alle Verordnungen) beziehungsweise sechster Position (Phenprocoumon, Verordnungen mit Begründung) zu finden. Als Begründung für die Ablehnung des Präparatewechsels führten die Apotheken die enge therapeutische Breite, den schwer einstellbaren Quickwert oder eine Polypharmakotherapie der Patienten auf (Tabelle 11, Tabelle 12).

Tabelle 11: Wirkstoffgruppen (TOP 20) bei denen die Nicht-Verfügbarkeit eines Rabattartikels auf der Verordnung vermerkt wurde

Wirkstoffgruppe	N	in %
β-Rezeptorenblocker	128	8,30%
Nicht-steroidale Antirheumatika	120	7,78%
Corticosteroide	120	7,78%
Antibiotika	115	7,46%
Opioide	96	6,23%
Antidepressiva	95	6,16%
Schilddrüsenhormone	91	5,90%
ACE-Hemmer	78	5,06%
Orale Antikoagulantien	62	4,02%
Herzwirksame Glykoside	52	3,37%
Antikonvulsiva	52	3,37%
β_2-Symphathomimetika	44	2,85%
Diuretika	36	2,33%
Vasodilatatoren	25	1,62%

(bei Herzerkrankungen)		
Neuroleptika	24	1,56%
Lipidsenker	23	1,49%
Analgetika / Antipyretika	23	1,49%
ACE-Hemmer + Diuretika	22	1,43%
Calciumkanalblocker	21	1,36%
Benzodiazepine	19	1,23%
Gesamt	**1.542**	**100,00%**

Bei den β-Rezeptorenblockern, bei denen insgesamt am häufigsten die Sonder-PZN auf der Verordnung vermerkt wurde, wurden am häufigsten Augentropfen mit Timolol und Präparate mit den Wirkstoffen Nebivolol und Metoprolol (vor allem Präparate mit verzögerter Freisetzung) nicht gegen ein Rabattarzneimittel ausgetauscht. Aufgrund pharmazeutischer Bedenken, wie Non-Compliance, Unverträglichkeit und notwendiger Teilbarkeit der Tabletten, tauschten die Apotheken in 18 Fällen nicht aus.

Aus der Gruppe der herzwirksamen Glykoside wurde insgesamt 52 Mal ein nicht-rabattiertes Arzneimittel abgegeben (Tabelle 11). Pharmazeutische Bedenken bezüglich der geringen therapeutischen Breite der Acetyldigoxin-Präparate vermerkten Apotheken in zwei Fällen auf der ärztlichen Verordnung.

Antikonvulsiva wurden ebenfalls in 52 Fällen nicht ausgetauscht. Aufgrund erhohter Anfallswahrscheinlichkeit, Polypharmazie oder der Darreichungsform lehnten Apotheken bei 16 Präparaten den Wechsel des Präparates ab (Tabelle 11, Tabelle 12).

Tabelle 12: Wirkstoffgruppen (TOP 20) bei denen die Apotheke aufgrund pharmazeutischer Bedenken den Austausch abgelehnt hat

Wirkstoffgruppe	N	in %
Antibiotika	68	13,44%
Schilddrüsenhormone	51	10,08%
NSAR	47	9,29%
Opioide	45	8,89%
Corticosteroide	39	7,71%
Orale Antikoagulantien	38	7,51%
Antidepressiva	23	4,55%
β_2-Symphathomimetika	19	3,75%
β-Rezeptorenblocker	18	3,56%
Antikonvulsiva	16	3,16%
Analgetika / Antipyretika	14	2,77%
Diuretika	8	1,58%
Antidiarrhoika	8	1,58%
ACE-Hemmer	8	1,58%
Dopaminerge Mittel	8	1,58%
Calciumkanalblocker	7	1,38%
Psychostimulanzien	6	1,19%
Neuroleptika	5	0,99%
Antiasthmatika	5	0,99%
Andere Opioide	5	0,99%
Gesamt	**506**	**100,00%**

Betrachtet man nur die Verordnungen ohne eine Begründung der Apotheke für die Nicht-Abgabe des Rabattarzneimittels, so sind größtenteils die gleichen Wirkstoffgruppen unter den nicht ausgetauschten Arzneimitteln, wie bei den Verordnungen mit Begründung. Hinzu kommen unter anderem die herzwirksamen Glykoside, Lipidsenker, Benzodiazepine und Orale Antidiabetika (Tabelle 13). Bei den herzwirksamen Glykosiden gab es 2008 häufig Lieferschwierigkeiten beim Rabattarzneimittel Digostada® (β-Acetyldigoxin), so dass in vielen Fällen die Nichtlieferfähigkeit des Rabattartikels der Grund für die Sonder-PZN und Abgabe des verordneten Präparates war.

Besonders oft erfolgte hier, im Gegensatz zu den Verordnungen mit der Begründung von pharmazeutischen Bedenken, kein Austausch von β-Rezeptoren-blockern (Tabelle 13). Deutlich häufiger sind unter diesen Rezepten auch die Wirkstoffgruppen der Antidepressiva und Antikonvulsiva zu finden. Antibiotika wurden nur in 35 Fällen ohne eine Begründung nicht rabattvertragskonform beliefert (Tabelle 13).

Tabelle 13: Wirkstoffgruppen bei denen die Sonder-PZN auf die Verordnung aufgebracht wurde und die Apotheke keine Begründung angegeben hat

Wirkstoffgruppe	N
β-Rezeptorenblocker	95
NSAR	68
Corticosteroide	65
Antidepressiva	64
ACE-Hemmer	56
Opioide	48
Herzwirksame Glykoside	43
Schilddrüsenhormone	38
Antibiotika	35
Antikonvulsiva	29
Diuretika	25
β_2-Symphathomimetika	24
Orale Antikoagulantien	24
ACE-Hemmer + Diuretika	18
Lipidsenker	17
Neuroleptika	16
Vasodilatatoren (bei Herzerkrankungen)	16
Orale Antidiabetika	15
Benzodiazepine	13
Calciumkanalblocker	13
Gesamt	**906**

Die Auswertung der Verordnungen mit Sonder-PZN nach der Arzneiform der einzelnen Präparate zeigt, dass in 82 % (Tabelle 14) beziehungsweise 79 % (Tabelle 15) der Fälle oral einzunehmende

Arzneimittel nicht ausgetauscht wurden. Präparate mit einer verzögerten Freisetzung, wie Retardtabletten, Retardkapseln und Retarddragees, wurden in 156 Fällen (Tabelle 14, Tabelle 16) nicht gewechselt, davon in 53 Fällen (Tabelle 15, Tabelle 17) aufgrund pharmazeutischer Bedenken.

Die inhalativen Darreichungsformen (Dosieraerosol, Autohaler, Turbohaler, Novolizer, Inhalationslösung und -kapseln, Diskus, Jetspacer) wurden 46 Mal nicht entsprechend der Rabattverträge gegen andere Präparate ausgetauscht.

Kein Wechsel des verordneten Arzneimittels fand ebenfalls häufig bei Transdermalen therapeutischen Systemen statt (Tabelle 14). In über der Hälfte der Fälle begründete die Apotheke ihr Vorgehen mit pharmazeutischen Bedenken, wie nicht gesicherter, gleicher Bioverfügbarkeit oder Non-Compliance (Tabelle 17).

Tabelle 14: Anwendungsbereiche der Arzneimittel, bei denen die Nicht-Verfügbarkeit eines Rabattarzneimittels auf der Verordnung vermerkt wurde

Anwendungsbereich	**N**	**In %**
oral	1104	71,60%
oral, verzögerte Freisetzung	156	10,12%
inhalativ	111	7,20%
am Auge	50	3,24%
dermal, TTS	47	3,05%
dermal	29	1,88%
Injektion	28	1,82%
nasal	10	0,65%
rektal	6	0,39%
Weitere	1	0,06%
Gesamtergebnis	**1.542**	**100,00%**

Tabelle 15: Anwendungsbereiche der Arzneimittel, bei denen die Apotheke aufgrund pharmazeutischer Bedenken den Austausch abgelehnt hat

Anwendungsbereich	**N**	**in %**
oral	348	68,77%
oral, verzögerte Freisetzung	53	10,47%
inhalativ	46	9,09%
dermal, TTS	25	4,94%
dermal	16	3,16%
am Auge	6	1,19%
Injektion	5	0,99%
nasal	4	0,79%
rektal	3	0,59%
Gesamtergebnis	**506**	**100,00%**

Bei der Betrachtung der einzelnen Darreichungsformen fällt auf, dass hinter den Tabletten, Filmtabletten und Retardtabletten an vierter Stelle Säfte und Trockensäfte folgen (Tabelle 16). In der Gruppe der Verordnungen, bei denen die Apotheke die Ablehnung des Austausches begründet hat, stehen sie sogar noch vor den Retardtabletten (Tabelle 17). Dabei handelt es sich vor allem um Antibiotika-Trockensäfte und Ibuprofen- oder Paracetamol-Säfte für Kinder, die in den meisten Fällen als Akutversorgung, zum Beispiel im Notdienst, beliefert wurden.

Tabelle 16: Darreichungsformen, bei denen die Sonder-PZN für die Nicht-Verfügbarkeit eines Rabattartikels auf der Verordnung vermerkt wurde

Darreichungsform	**N**
Tabletten	587
Filmtabletten	275
Retardtabletten	117
Saft, Trockensaft	96
Dosieraerosol	58
Kapseln	54

Augentropfen	50
Transdermale therapeutische Systeme	47
Retardkapseln	37
Tropfen	26
Gel	21
Fertigspritze	19
Magensaftresistente Tabletten	16
Magensaftresistente Kapseln	16
Schmelztabletten, Lingualtabletten	14
Inhalationskapseln	12
Autohaler	12
Turbohaler	10
Brausetabletten	8
Nasenspray	7
Jetspacer	7
Suppositorien	6
Kautabletten	6
Novolizer	6
Injektionslösungen	5
Dragees	5
Salbe	4
Zylinderampullen	4
Creme	4
Diskus	3
Nasentropfen	3
Retarddragees	2
Inhalationslösung	2
Clickhaler	1
Pumpspray	1
Lösung	1
Gesamt	**1.542**

Tabelle 17: Darreichungsformen, bei denen die Apotheke aufgrund pharmazeutischer Bedenken den Austausch abgelehnt hat

Darreichungsformen	**N**
Tabletten	169
Filmtabletten	92
Saft, Trockensaft	42
Retardtabletten	39
Transdermale therapeutische Systeme	25
Dosieraerosol	21
Gel	13
Retardkapseln	13
Schmelztabletten, Lingualtabletten	11
Tropfen	10
Autohaler	10
Kapseln	7
Turbohaler	6
Augentropfen	6
Magensaftresistente Tabletten	6
Brausetabletten	4
Magensaftresistente Kapseln	4
Suppositorien	3
Nasenspray	3
Novolizer	3
Kautabletten	2
Fertigspritze	2
Inhalationslösung	2
Zylinderampullen	2
Salbe	2
Inhalationskapseln	2
Injektionslösungen	1
Nasentropfen	1
Diskus	1
Jetspacer	1
Creme	1
Dragees	1
Retarddragees	1
Gesamt	**506**

6.2. Auswertung der Verordnungen mit Aut-idem-Kreuz

Die Auswertung der Verordnungen, die im April 2008 für die Versicherten der ktpBKK ausgestellt wurden, ergab, dass auf 15.653 Rezepten (Muster 16) bei 20.905 Arzneimitteln bei der elektronischen Verarbeitung der Rezepte ein Aut-idem-Kreuz ermittelt wurde. Dies entspricht 11,54 % der im April 2008 abgerechneten Arzneimittel. Aus der weiteren Auswertung ausgeschlossen wurden 1.325 Verordnungen von Präparaten ohne einen ATC-Code (Tabelle 18).

Tabelle 18: Anzahl der Verordnungen im April 2008 mit einem Aut-idem-Kreuz

Anzahl der Rezepte (Muster 16) auf denen ein oder mehrere Präparate mit einem Aut-idem-Kreuz verordnet wurden	15.653
Anzahl der auf diesen Rezepten mit Aut-idem-Kreuz verordneten Präparate	20.905
Anzahl der Verordnungen mit Aut-idem-Kreuz bei Präparaten ohne einen zuordnungsfähigen ATC-Code, z.B. Medizinprodukte (von der weiteren Auswertung ausgeschlossen)	1.325

Der Austausch des verordneten Arzneimittels ist bei 75 % der Versicherten im Alter von 50 bis 89 Jahren ausgeschlossen worden. Aufgrund einer fehlenden Geburtsdatumsangabe konnten 8 % der Verordnungen keiner Altersgruppe zugeordnet werden (Tabelle 19).

Tabelle 19: Verordnungen mit Aut-idem-Kreuz gruppiert nach Alter der Versicherten

Alter	N	in %
0-9	474	2,42%
10-19	423	2,16%
20-29	368	1,88%
30-39	556	2,84%
40-49	1.058	5,40%
50-59	2.098	10,72%
60-69	4.020	20,53%
70-79	5.241	26,77%
80-89	3.331	17,01%
90-99	400	2,04%
100	3	0,02%
keine Angabe*	1.608	8,21%
Gesamtergebnis	**19.580**	**100,00%**

* Aufgrund einer fehlenden Geburtsdatumsangabe in den erfassten Verordnungsdaten war keine Altersberechnung möglich

Betrachtet man die Verordnungen, bei denen der Arzt den Austausch mit einem Aut-idem-Kreuz ausgeschlossen hat, so wurden vor allem Präparate mit dem Wirkstoff Metoprolol von der Austauschpflicht bei der Rezeptbelieferung in der Apotheke ausgenommen. An zweiter und dritter Stelle folgen Arzneimittel mit Levothyroxin-Natrium und Diclofenac. Die Opioide Fentanyl und Morphin sind erst an 18. bzw. 27. Stelle zu finden. Arzneimittel mit dem Wirkstoff Phenprocoumon wurden insgesamt nur bei 166 Verordnungen vom Austausch gegen ein rabattiertes Arzneimittel ausgeschlossen (Tabelle 20).

Tabelle 20: Wirkstoffe (TOP 30) bei denen ein Aut-idem-Kreuz gesetzt wurde

Wirkstoff	**N**	**in %**
Metoprolol	728	3,72%
Levothyroxin-Natrium	638	3,26%
Diclofenac	618	3,16%
Simvastatin	493	2,52%
Omeprazol	486	2,48%
Metformin	397	2,03%
Ibuprofen	396	2,02%
Metamizol-Natrium	372	1,90%
Enalapril	362	1,85%
Bisoprolol	348	1,78%
Ramipril	316	1,61%
Amlodipin	285	1,46%
Acetylsalicylsäure	252	1,29%
Allopurinol	222	1,13%
Insulin (human)	220	1,12%
Torasemid	196	1,00%
Ramipril und Diuretika	193	0,99%
Fentanyl	191	0,98%
Furosemid	189	0,97%
Tramadol	179	0,91%
Salbutamol	178	0,91%
Prednisolon	171	0,87%
Phenprocoumon	166	0,85%
Glucose-Teststreifen	162	0,83%
Verapamil	160	0,82%
Andere Opioide	160	0,82%
Morphin	155	0,79%
Lisinopril	151	0,77%
Tamsulosin	150	0,77%
Hydrochlorothiazid	146	0,75%
Gesamtergebnis	**19.580**	**100,00%**

Die Zuordnung der einzelnen ATC-Codes zu übergeordneten Wirkstoffgruppen zeigt, dass am häufigsten bei Betarezeptorenblockern, gefolgt von Nicht-steroidalen Antirheumatika und Antibiotika, der

Austausch durch ein Aut-idem-Kreuz ausgeschlossen wird. An vierter und fünfter Stelle stehen ACE-Hemmer und Diuretika. Präparate mit Corticosteroiden wurden insgesamt 760 Mal mit einem Aut-idem-Kreuz verordnet. Den Austausch von Schilddrüsenhormonen schlossen die verordnenden Ärzte in 751 Fällen, bei Opioid-Analgetika in 729 Fällen aus. Ähnlich häufig waren Rezepte über Calciumkanalblocker (709), Protonenpumpenhemmer (668), Lipidsenker (663) und orale Antidiabetika (662) unter den ausgewerteten Verordnungen. Präparate mit Thrombozytenaggregationshemmern oder oralen Antikoagulantien (Acetylsalicylsäure, Clopidogrel, Phenprocoumon, Ticlopidin) wurden 473 Mal mit einem Aut-idem-Kreuz verordnet (Tabelle 21).

Tabelle 21: Wirkstoffgruppen (TOP 20) bei denen eine Verordnung mit einem Aut-idem-Kreuz erfolgte

Wirkstoffgruppe	**Ergebnis**	**in %**
Betarezeptorenblocker	1416	7,23%
NSAR	1104	5,64%
Antibiotika	1022	5,22%
ACE-Hemmer	855	4,37%
Diuretika	788	4,02%
Corticosteroide	760	3,88%
Schilddrüsenhormone	751	3,84%
Opioide	729	3,72%
Calciumkanalblocker	709	3,62%
Protonenpumpenhemmer	668	3,41%
Lipidsenker	663	3,39%
Orale Antidiabetika	662	3,38%
Antidepressiva	527	2,69%
Orale Antikoagulantien und Thrombozytenaggregationshemmer	473	2,42%
Analgetika / Antipyretika	472	2,41%
Benzodiazepine	386	1,97%
ACE-Hemmer + Diuretika	376	1,92%
Insulin	300	1,53%
Neuroleptika	278	1,42%
Mittel bei benigner Prostatahyperplasie	254	1,30%
Gesamt	**19.580**	**100,00%**

Die Analyse der Verordnungen zeigt, dass bei, den am häufigsten mit Aut-idem-Kreuz verschriebenen Arzneimittel, ebenfalls die meisten Rezepte (73 bis 94 %) für Versicherte der Altersgruppe 50 bis 89 Jahre ausgestellt wurden (Tabelle 22). Abweichend davon sind Ibuprofen und Salbutamol über mehrere Altersgruppen verteilt, unter Ausschluss der Substitution in der Apotheke, verordnet worden (Tabelle 31). Nicht abschließend bewerten lassen sich die Rezepte mit Opioid-Präparaten, die die Wirkstoffe Fentanyl oder Morphin enthalten, da hier besonders häufig keine Angabe zum Alter der Versicherten erfolgte (Tabelle 31).

Tabelle 22: Wirkstoffe (TOP 30) bei denen eine Verordnung mit Aut-idem-Kreuz ausgestellt wurde bezogen auf die Altersgruppe 50 – 89 Jahre

Wirkstoff	Anzahl der Verordnungen in der Altersgruppe 50-89 Jahre	In % der insgesamt mit Aut-idem-Kreuz ausgestellten Verordnungen für diesen Wirkstoff
Metoprolol	659	90,52%
Levothyroxin-Natrium	505	79,15%
Diclofenac	484	78,32%
Simvastatin	457	92,70%
Omeprazol	396	81,48%
Metformin	362	91,18%
Ibuprofen	241	60,86%
Metamizol-Natrium	275	73,92%
Enalapril	312	86,19%
Bisoprolol	301	86,49%
Ramipril	277	87,66%
Amlodipin	253	88,77%
Acetylsalicylsäure	224	88,89%
Allopurinol	204	91,89%
Insulin (human)	193	87,73%
Torasemid	167	85,20%
Ramipril und Diuretika	171	88,60%
Fentanyl*	25	13,09%
Furosemid	169	89,42%
Tramadol	162	90,50%
Salbutamol	103	57,87%

Prednisolon	131	76,61%
Phenprocoumon	149	89,76%
Glucose-Teststreifen	150	92,59%
Verapamil	138	86,25%
Andere Opioide	121	75,63%
Morphin*	16	10,32%
Lisinopril	139	92,05%
Tamsulosin	141	94,00%
Hydrochlorothiazid	132	90,41%

*Besonders viele Verordnungen ohne Altersangabe (Fentanyl 86,39 %, Morphin 88,39 %)

Bei der Betrachtung der Verordnungen nach den Altersgruppen der Versicherten ergibt sich in der Gruppe der Kinder und Jugendlichen (0 bis 19 Jahre), dass vor allem Präparate zur Behandlung von Erkältungskrankheiten, Schmerzmittel und Antibiotika mit einem Aut-idem-Kreuz verordnet werden (Tabelle 23). Ab einem Alter von 14 Jahren kommen Verordnungen von hormonellen Kontrazeptiva hinzu.

In den folgenden Altersgruppen der 20 bis 29 und 30 bis 39 jährigen werden neben Präparaten mit den Antibiotika Amoxicillin und Clindamycin vor allem Arzneimittel mit Levothyroxin-Natrium von der rabattbedingten Substitution ausgeschlossen. Wie schon in der Gruppe der Kinder und Jugendlichen werden auch Schmerzmittel mit einem Aut-idem-Kreuz verordnet. Hinzu kommen Präparate mit Omeprazol.

Ab dem 40. Lebensjahr finden sich unter den am häufigsten mit Aut-idem-Kreuz verschriebenen Arzneimittel neben dem Schilddrüsenhormon Levothyroxin, den Schmerzmitteln Diclofenac und Ibuprofen und dem Protonenpumpenhemmer Omeprazol auch Präparate mit Metoprolol.

Je älter die Versicherten werden desto zahlreicher werden Arzneimittel mit Metoprolol von der Substitution ausgeschlossen. An fünfter Stelle steht es noch bei den 40 bis 49 jährigen, bei den 60 bis 89 jährigen ist es der am häufigsten mit einem Aut-idem-Kreuz verordnete Wirkstoff. Antibiotika sind in den Altersgruppen der über 40 jährigen nicht mehr unter den obersten fünf zu finden.

Mit zunehmendem Alter werden darüber hinaus die Wirkstoffe Metformin, Simvastatin und Metamizol von einem rabattbedingten Austausch ausgeschlossen. In der Altersgruppe der 90 bis 99 Jahre alten Versicherten sind unter den am häufigsten mit Aut-idem-Kreuz verordneten Arzneimittel auch die Wirkstoffe Torasemid, Furosemid und Oxazepam.

Nicht nach dem Alter der Versicherten auswertbar sind die Verordnungen, bei denen die Angabe des Geburtsdatums nicht erfasst wurde. In dieser Gruppe sind vor allem Arzneimittel zu finden, die dem Betäubungsmittelgesetz unterliegen. Aufgrund des 3-teiligen Betäubungsmittelrezeptes und der Schwierigkeit des richtigen Bedruckens in Arztpraxen und Apotheken, wird das Geburtsdatum häufig nicht bei der Erzeugung des Datensatzes (Scannen im Apothekenrechenzentrum) erkannt. Verordnungen der Wirkstoffe Fentanyl, Morphin, Methylphenidat, Oxycodon und Buprenorphin wurden in der Gruppe ohne Altersangabe der Versicherten am häufigsten von einem Austausch gemäß dem Rahmenvertrag über die Arzneimittelversorgung ausgeschlossen (Tabelle 23).

Tabelle 23: Wirkstoffe (jeweils TOP 5) in den einzelnen Altersgruppen der Versicherten

Altersgruppe	**Wirkstoffe**	**N**	**In % (in der jeweiligen Altersgruppe)**
0-9	Xylometazolin	65	13,71%
	Paracetamol	50	10,55%
	Ibuprofen	35	7,38%
	Ambroxol	26	5,49%
	Amoxicillin	19	4,01%
Gesamt in dieser Altersgruppe	**474**	**2,42%**	**100,00%**

10-19	Ibuprofen	19	4,49%
	Amoxicillin	19	4,49%
	Xylometazolin	18	4,26%
	Levonorgestrel und Estrogen	15	3,55%
	Desogestrel und Estrogen	15	3,55%
Gesamt in dieser Altersgruppe	**423**	**2,16%**	**100,00%**
20-29	Levothyroxin-Natrium	16	4,35%
	Amoxicillin	15	4,08%
	Diclofenac	13	3,53%
	Ibuprofen	12	3,26%
	Clindamycin	11	2,99%
Gesamt in dieser Altersgruppe	**368**	**1,88%**	**100,00%**
30-39	Levothyroxin-Natrium	27	4,86%
	Diclofenac	24	4,32%
	Ibuprofen	21	3,78%
	Amoxicillin	18	3,24%
	Omeprazol	17	3,06%
Gesamt in dieser Altersgruppe	**556**	**2,84%**	**100,00%**
40-49	Levothyroxin-Natrium	68	6,43%
	Diclofenac	59	5,58%
	Ibuprofen	40	3,78%
	Omeprazol	35	3,31%
	Metoprolol	26	2,46%
Gesamt in dieser Altersgruppe	**1.058**	**5,40%**	**100,00%**
50-59	Levothyroxin-Natrium	111	5,29%
	Diclofenac	94	4,48%
	Metoprolol	77	3,67%
	Omeprazol	59	2,81%
	Ibuprofen	48	2,29%
Gesamt in dieser Altersgruppe	**2.098**	**10,72%**	**100,00%**

60-69	Metoprolol	208	5,17 %
	Levothyroxin-Natrium	171	4,25%
	Metformin	140	3,48%
	Simvastatin	131	3,26%
	Diclofenac	125	3,11%
Gesamt in dieser Altersgruppe	**4.020**	**20,53%**	**100,00%**
70-79	Metoprolol	243	4,64%
	Simvastatin	194	3,70%
	Diclofenac	174	3,32%
	Levothyroxin-Natrium	157	3,00%
	Metformin	131	2,50%
Gesamt in dieser Altersgruppe	**5.241**	**26,77%**	**100,00%**
80-89	Metoprolol	131	3,93%
	Omeprazol	111	3,33%
	Metamizol-Natrium	99	2,97%
	Diclofenac	91	2,73%
	Enalapril	86	2,58%
Gesamt in dieser Altersgruppe	**3.331**	**17,01%**	**100,00%**
90-99	Metamizol-Natrium	34	8,50%
	Torasemid	16	8,50%
	Omeprazol	15	8,50%
	Furosemid	13	8,50%
	Oxazepam	10	8,50%
Gesamt in dieser Altersgruppe	**400**	**2,04%**	**100,00%**
100	Isosorbiddinitrat	1	33,33%
	Metoprolol	1	33,33%
	Metamizol-Natrium	1	33,33%
Gesamt in dieser Altersgruppe	**3**	**0,02%**	**100,00%**
keine Angabe	Fentanyl	165	10,26%
	Morphin	137	8,52%
	Methylphenidat	71	4,42%
	Oxycodon	51	3,17%
	Buprenorphin	45	2,80%
Gesamt in dieser Gruppe	**1.608**	**8,21%**	**100,00%**

Gesamtergebnis aller Verordnungen mit Aut-idem-Kreuz	**19.580**	**100,00%**

Die Betrachtung der verordnenden Ärzte zeigt, dass vor allem Ärzte der Facharztgruppe Innere und Allgemeinmedizin (76,45 %) Verordnungen mit einem Aut-idem-Kreuz ausgestellt haben. An zweiter und dritter Stelle folgen Neurologen (4,71 %) und Kinder- und Jugendmediziner (3,77 %) (Tabelle 24).

Tabelle 24: Facharztgruppen, die Arzneimittel mit einem Aut-idem-Kreuz verordneten

Facharztgruppe	N	in %
Innere und Allgemeinmedizin	14.968	76,45%
Neurologie	923	4,71%
Kinder- und Jugendmedizin	738	3,77%
Frauenheilkunde und Geburtshilfe	459	2,34%
Augenheilkunde	444	2,27%
Urologie	437	2,23%
Chirurgie	435	2,22%
Haut- und Geschlechtskrankheiten	407	2,08%
weitere Fachgruppen	769	3,93%
Gesamtergebnis	**19.580**	**100,00%**

7. Diskussion der Ergebnisse

Die Auswertung der Verordnungen, bei denen Apotheken den rabattbedingten Austausch eines Arzneimittels abgelehnt haben, konnte die Ergebnisse zweier vorangegangener Arbeiten[9][10] weitgehend bestätigen. Besonders häufig wurden bei Arzneistoffen mit geringer therapeutischer Breite, die eine genaue Einstellung der Therapie erfordern, wie Schilddrüsenhormonen (Levothyroxin-Natrium und Levothyroxin + Kaliumiodid) und Opioidanalgetika (Fentanyl, Morphin, Oxycodon), aufgrund pharmazeutischer Bedenken die Sonder-PZN und eine Begründung auf dem Rezept vermerkt.

Ebenfalls unter den am häufigsten als nicht austauschbar gekennzeichneten Arzneimitteln kommen in dieser Auswertung die Wirkstoffgruppen der Antibiotika und Nicht-steroidalen Antirheumatika vor. Hier erfolgte jedoch die Abgabe eines nicht rabattierten Präparates meist aufgrund einer Akutversorgung und seltener wegen arzneimittelbezogener Probleme, wie dem nicht tolerierten Geschmack eines anderen Ibuprofen-Saftes.

Erwartungsgemäß befinden sich auch die oralen Antikoagulantien und Antidepressiva unter den ausgewerteten Verordnungen, die aufgrund pharmazeutischer Bedenken nicht mit einem rabattierten Arzneimittel beliefert wurden. Noch häufiger erfolgte kein Austausch bei Corticosteroiden (Inhalative Darreichungsformen und Tabletten), β_2-Symphathomimetika und retardierten Theophyllin-Präparaten. Unterschiedliche Darreichungsformen (z.B. Autohaler verordnet, Rabattartikel ist ein Dosieraerosol), ältere, multimorbide Patienten, ein sofortiger Bedarf, die geringe therapeutische Breite oder die unterschiedliche Bioverfügbarkeit wurden bei diesen Wirkstoffgruppen als Begründung von den Apotheken auf den Verordnungen angegeben.

Antikonvulsiva und Parkinsontherapeutika (dopaminerge Mittel) wurden weniger häufig (16 beziehungsweise 8 Mal) nicht gegen ein rabattiertes Arzneimittel ausgetauscht als angenommen (Tabelle 12). Bei diesen

Wirkstoffgruppen traten in der Untersuchung in der öffentlichen Apotheke im Verhältnis deutlich häufiger rabattbedingte Probleme auf[9] (Tabelle 25). In 26 von 150 dokumentierten Fällen gab es Probleme beim Austausch von Antikonvulsiva. Der rabattbedingte Arzneimittelwechsel von Parkinsontherapeutika führte in der öffentlichen Apotheke in 8 % der Fälle zu Schwierigkeiten (Tabelle 25; Facharzt für Neurologie in unmittelbarer Nähe der Apotheke).

Tabelle 25: Wirkstoffgruppen bei denen in der öffentlichen Apotheke rabattbedingte Probleme dokumentiert wurden

Wirkstoffgruppe	**N**
Antikonvulsiva	26
Schilddrüsenhormone	22
Gerinnungshemmer	17
Antidepressiva	14
Parkinsontherapeutika	12
Betablocker	11
Neuroleptika	9
Opioide	6
Antiasthmatika	6
Calciumantagonisten	5
Antiarrhythmika	4
ACE-Hemmer + Diuretikum	3
ACE-Hemmer	3
Antianämika	2
Benzodiazepine	2
Analgetika	2
Hormone	1
Glucocorticoide	1
Diuretika	1
Muskelrelaxantien	1
inhalat. Glucocorticoide	1
Bisphosphonate	1
Gesamtergebnis	**150**

Ein anderes Bild zeigt sich bei den Verordnungen mit einem Aut-idem-Kreuz. Am häufigsten verordneten die Ärzte blutdrucksenkende Arzneimittel wie β-Rezeptorantagonisten, ACE-Antagonisten, Diuretika und Calciumkanalantagonisten (21 %) unter Ausschluss eines rabattbedingten Austausches in der Apotheke (Tabelle 21). Diese wurden nur in 8 % der Fälle aufgrund pharmazeutischer Bedenken nicht substituiert (Tabelle 12).

Nicht-steroidale Antirheumatika (5,6 %), Corticosteroide (3,9%), Schilddrüsenhormone (3,8%), Opioide (3,7%), Antidepressiva (2,7%) und orale Antikoagulantien (2,4%) wurden ebenfalls, wenn auch seltener, mit einem Aut-idem-Kreuz verordnet (Tabelle 21).

Die Verordnung von Antibiotika (5,2 %, Tabelle 21) unter Ausschluss eines Wechsels gegen ein rabattiertes Präparat in der Apotheke erscheint jedoch wenig sinnvoll. Antibiotika werden meist zur Behandlung einer akuten Erkrankung rezeptiert. Ein Aut-idem-Kreuz verhindert hier die Abgabe eines alternativen, sofort verfügbaren Präparates, falls das verordnete Handelsprodukt nicht im Lager der Apotheke vorhanden ist, und verzögert damit gegebenenfalls den Therapie-beginn.

Ebenso unter den am häufigsten mit einem Aut-idem-Kreuz verordneten Arzneimitteln sind Präparate mit Wirkstoffen, die einen Einfluss auf den Lipidstoffwechsel haben (Lipidsenker) und Protonenpumpenhemmer zu finden (Tabelle 21). Die Ablehnung des Austausches in Apotheken kam hingegen bei den ausgewerteten Verordnungen nur 3 Mal bei Lipidsenkern (ältere multimorbide Patienten, Non-Compliance, nicht identische Indikation) und 3 Mal bei Protonenpumpenhemmern (andere Indikation; Darreichungsform magensaftresistente Tablette, Rabattartikel in Kapselform) vor.

Der Austausch von Insulinen und Neuroleptika wurde deutlich seltener ausgeschlossen (300 bzw. 278 Mal; Tabelle 21). Auch in der Auswertung der Verordnungen mit Sonder-PZN war nur in wenigen Fällen die Abgabe eines anderen Präparates dieser Wirkstoffgruppen abgelehnt worden.

Da mit zu nehmendem Alter im Allgemeinen mehr Arzneimittel eingenommen werden, erklärt sich die Altersverteilung der Versicherten in den beiden Auswertungen. Besonders häufig wurde der Austausch gegen ein anderes Präparat von einem Arzt oder der Apotheke bei Versicherten im Alter von 50 bis 89 Jahren abgelehnt. Ähnlich wie schon bei der Dokumentation der arzneimittelbezogenen Probleme in Bezug auf den rabattbedingten Wechsel von Arzneimitteln in der öffentlichen Apotheke[(9)] (Tabelle 26). Die genaue Betrachtung der von den Apotheken auf den Verordnungen angegebenen Gründe für die Ablehnung des Austausches bestätigt dies noch einmal. Sehstörungen der Versicherten, Polypharmazie, hohes Alter oder Multimorbidität wurden unter anderem als Begründung für die pharmazeutischen Bedenken angegeben.

Tabelle 26: Altersverteilung der Patienten bei denen in der öffentlichen Apotheke rabattbedingte Probleme dokumentiert wurden

Alter	N absolut	N weiblich	N männlich
Kleinkinder bis 4 Jahre	1	0	1
Kinder bis 13 Jahre	1	0	1
Jugendliche bis 18 Jahre	1	1	0
19-29 Jahre	8	2	6
30-39 Jahre	6	4	2
40-49 Jahre	33	15	18
50-59 Jahre	18	10	8
60-69 Jahre	41	26	15
70-79 Jahre	24	14	10
80-90 Jahre	17	6	11
Gesamt	**150**	**78**	**72**

Die von den Apotheken nicht ausgetauschten Arzneimittel gehören vor allem in die Gruppe der oralen Darreichungsformen. Tabletten und Kapseln sind auch die am häufigsten auf dem Markt vorkommenden Arzneiformen (Tabelle 16). Pharmazeutische Bedenken gab es erwartungsgemäß auch bei den inhalativen Darreichungsformen aufgrund der verschiedenen Inhalationsysteme und bei den Transdermalen therapeutischen Systemen mit Opioiden (Tabelle 17).

War in bei der Dokumentation der arzneimittelbezogenen Probleme in der öffentlichen Apotheke[9] vor allem die geringe therapeutische Breite der Wirkstoffe, die Compliance und die retardierte Arzneiform, der Grund einen rabattbedingten Wechsel auszuschließen (Tabelle 27), so traten in der Auswertung der Verordnungen der Krankenkasse Akutversorgung und Lieferschwierigkeiten am häufigsten auf (Rezepte mit Sonder-PZN und Begründung der Apotheke). Pharmazeutische Bedenken äußerten die Apotheken vor allem bei der Compliance der Patienten, unterschiedlichen Darreichungsformen der Präparate und geringere therapeutische Breite der Wirkstoffe. Da jedoch nicht alle Begründungen ausformuliert waren oder nicht genau einer der Codierungen zuzuordnen werden konnten ist ein großer Teil der Verordnungen unter „Pharmazeutische Bedenken“ (P) und „Andere Gründe“ (S) zusammengefasst worden und damit nicht genau auszuwerten. Eine gegebenenfalls notwendige Teilbarkeit des verordneten Arzneimittels und Unterschiede in der Indikation führten ähnlich oft zum Aufdruck der Sonder-PZN. Bei der Problemdokumentation[9] hatte ebenfalls die mangelnde Teilbarkeit des Rabattartikels in einigen Fällen zur Ablehnung des Austausches geführt, Probleme bezüglich unterschiedlicher Indikationen der Arzneimittel gab es jedoch nicht (Tabelle 27).

Tabelle 27: Gründe die bei der Dokumentation in der öffentlichen Apotheke für rabattbedingte Probleme angegeben wurden

Problem	N
geringe therapeutische Breite	35
Compliance	33
geringe therapeutische Breite und retardierte Arzneiform	27
geringe therapeutische Breite und Compliance	14
UAW	12
andere Darreichungsform	9
retardierte Arzneiform	6
geringe therapeutische Breite, Compliance und retardierte Arzneiform	6
Compliance und andere Darreichungsform	4
Compliance und UAW	2
Compliance	1
andere	1
Gesamtergebnis	**150**

Deutlich seltener als erwartet gaben die Apotheken konkret eine Unverträglichkeit des Rabattartikels oder die retardierte Arzneiform als Begründung für den abgelehnten Arzneimittelwechsel an. Beides trat häufiger bei der Dokumentation der rabattbedingten Probleme in der Apotheke[(9)] auf (Tabelle 27) und führte zu einer Rücksprache mit dem Arzt und einem Setzen des Aut-idem-Kreuzes oder den Aufdruck der Sonder-PZN für die Nicht-Verfügbarkeit eines Rabattarzneimittels (Tabelle 28).

Tabelle 28: Intervention und erreichte Lösung der rabattbedingten Probleme bei der Dokumentation der Fälle in der öffentlichen Apotheke

Intervention und erreichte Lösung	N
kein Austausch aufgrund pharmazeutischer Bedenken und Aufdruck der Sonder-PZN	97
Setzen eines Aut-idem-Kreuzes durch den Arzt	52
Abgabe des Rabattarzneimittels	1

Die Auswertung der Verordnungen mit der Sonder-PZN 2567024 zeigte auch, dass in den meisten Fällen gar keine Begründung von den Apotheken angegeben wurde. Ob die Abgabe eines nicht rabattierten Arzneimittels aufgrund von Lieferschwierigkeiten des Rabattartikels, einer Versorgung im Akutfall oder pharmazeutischer Bedenken erfolgte, lässt sich somit nicht erkennen. Verglichen mit den Verordnungen, bei denen eine Begründung vermerkt wurde, stimmen jedoch die meisten Wirkstoffgruppen überein. Mit hoher Wahrscheinlichkeit wurden auch hier Arzneimittel aufgrund pharmazeutischer Bedenken nicht ausgetauscht. Die Arzneistoffgruppen der Opioide, Schilddrüsenhormone, β_2-Symphathomimetika und oralen Antikoagulantien finden sich ebenfalls in der Gruppe der Verordnungen ohne angegebene Begründung für die Sonder-PZN. Deutlich häufiger als mit einer Begründung der Apotheke wurde die Sonder-PZN in den Wirkstoffgruppen der Antidepressiva und Antikonvulsiva ohne einen Vermerk auf den Rezepten aufgedruckt. Hinzu kommen auch orale Antidiabetika und Benzodiazepine, die von den Apotheken nur selten mit einer angegeben Begründung nicht gegen ein Rabattarzneimittel ausgetauscht wurden.

Allerdings wird bei der Auswertung der Rezepte mit der Sonder-PZN für die Nicht-Verfügbarkeit eines Rabattartikels auch deutlich, dass wahrscheinlich in vielen Apotheken Unsicherheiten bezüglich der Umsetzung des Rahmenvertrages über die Arzneimittelversorgung und der damit verbundenen Verpflichtung zur Abgabe von rabattierten Arzneimitteln bestanden. So wurde in 13 % der Fälle ein rabattiertes Arzneimittel abgegeben und trotzdem die Sonder-PZN für die Nicht-Verfügbarkeit eines Rabattarzneimittels auf der Verordnung aufgebracht. Andererseits vermerkten die Apotheken trotz eines Aut-idem-Kreuzes des behandelnden Arztes in 6 % der Fälle die Sonder-PZN. Bei 49 Verordnungen sollte die Sonder-PZN die Nicht-Verfügbarkeit eines Importarzneimittels kennzeichnen, damit diese Arzneimittel nicht bei der Berechnung der Importquote für die jeweilige Krankenkasse berücksichtigt werden. Richtig wäre in diesen Fällen zwar auch die PZN

2567024 gewesen[7], allerdings in Verbindung mit der Kennzeichnung „3".

Die Auswertungen zeigen, dass vor allem Wirkstoffe mit einem Aut-idem-Kreuz verordnet werden oder von der Apotheke vom rabattbedingten Wechsel ausgeschlossen werden, die auch insgesamt besonders häufig rezeptiert werden, wie Arzneimittel zur Behandlung von Herz-Kreislauferkrankungen (β-Rezeptorenblocker, Diuretika, ACE-Hemmer, Calciumkanalblocker) und Analgetika. Hinzu kommen Arzneistoffe mit geringer therapeutischer Breite und / oder die eine genaue Einstellung der Therapie erfordern. Darunter sind die Arzneimittelgruppen der Antiasthmatika, Antidepressiva, Antidiabetika, Antikoagulantien, Parkinsontherapeutika und Opioid-Analgetika zu finden, die in der Leitlinie der Deutschen Pharmazeutischen Gesellschaft zur Guten Substitutionspraxis[18] ebenfalls als Gruppen, bei denen eine Substitution kritisch sein kann, genannt werden.

Nicht so häufig wie erwartet wurden die Wirkstoffgruppen der Neuroleptika, Antiarrhythmika, Immunsuppressiva und herzwirksamen Glykoside nicht gegen einen Rabattartikel ausgetauscht. Ein Grund dafür könnte sein, dass diese Arzneistoffe auch insgesamt nicht so häufig wie beispielsweise Herz-Kreislauf-Präparate verordnet werden.

Warum Ärzte ein bestimmtes Arzneimittel mit einem Aut-idem-Kreuz verordnen, lässt sich dagegen anhand der Verordnungen nicht auswerten. Sicherlich sind in vielen Fällen die Befürchtung der Non-Compliance der Patienten nach einem Präparatewechsel, die Mulitmorbidität und das hohe Alter der Patienten Gründe für das Setzen des Aut-idem-Kreuzes. Über 75 % der Verordnungen wurden für Versicherte zwischen 50 und 89 Jahren ausgestellt. 58,4 % davon für die Gruppe der 70 bis 89 Jährigen, bei denen besonders häufig eine Polypharmakotherapie erfolgt. In diesen Fällen scheinen die Vertragsärzte das Instrument der Aut-idem-Regelung gezielt zu nutzen, um die Therapiesicherheit ihrer Patienten nicht zu gefährden.

Der Arzt weiß bei einer Verordnung mit Aut-idem-Kreuz genau welches Arzneimittel von welchem Hersteller sein Patient in der Apotheke erhält, d.h. er behält auch die Entscheidung über das vom Patienten einzunehmende Präparat. Neben Empfehlungen der Kassenärztlichen Vereinigungen[(25)], Aut-idem-Kreuze nur aus gutem Grund zu nutzen, etwa wegen Unverträglichkeiten des Patienten oder bei älteren Patienten, haben wahrscheinlich weitere Faktoren und Prozesse einen Einfluss auf das Verhalten der Ärzte. Denkbar sind zum Beispiel Fortbildungen, Beratungen, gezielte Informationen von Pharmaherstellern oder Krankenkassen bzw. der erst kurz zurückliegende Besuch eines Außendienstmitarbeiters.

8. Schlussfolgerungen

Die Auswertung der in die Analyse einbezogenen Verordnungen zeigt, dass die gesetzlich vorgesehenen Instrumente zum Ausschluss eines Präparatewechsels sowohl von Ärzten als auch von Apothekern genutzt werden. Neben problematischen Arzneimittelgruppen, wie Schilddrüsenhormonen und Opioid-Analgetika kamen dabei die Sonder-PZN für die Nicht-Verfügbarkeit und Aut-idem-Kreuze auch bei als weniger problematisch erachteten Wirkstoffen aus den Gruppen der Lipidsenker, Nicht-steroidalen Antirheumatika und Protonenpumpenhemmer zur Anwendung.

Deutlich häufiger wurde der Präparatewechsel dabei bereits vom verordnenden Arzt ausgeschlossen, vor allem bei blutdrucksenkenden Arzneimitteln, Analgetika und Antibiotika. Der Substitutionsausschluss bei Antibiotika lässt Zweifel darüber aufkommen, ob die Bedeutung des Aut-idem-Kreuzes allen Ärzten bewusst war. Bei Präparaten der Akutversorgung erschwert dies die Abgabe in der Apotheke, da nicht eine Lagerhaltung aller im Markt befindlichen Arzneimittel möglich ist.

Die Apotheken lehnten den Wechsel aufgrund pharmazeutischer Bedenken seltener ab. Ein Aufdruck der Sonder-PZN erfolgte bei 0,69 % der Verordnungen (Muster 16) pro Monat, hingegen legten die Ärzte den Austausch durch Aut-idem-Kreuz bei 11,54 % der verordneten Arzneimittel ab (0,69 % Verordnungen mit Sonder-PZN pro Monat und 11,54 % verordnete Arzneimittel mit Aut-idem-Kreuz). Sicherlich wird in vielen Fällen aus Angst vor einem Regress der Krankenkasse nicht von dieser Möglichkeit Gebrauch gemacht. Die Ablehnung des rabattbedingten Präparatewechsels erfolgte vor allem bei Schilddrüsenhormonen, Opioiden und oralen Antikoagulantien. Pharmazeutische Bedenken hatten die Apotheken dabei in Bezug auf die geringere therapeutische Breite oder Bioverfügbarkeit der Arzneimittel, der Teilbarkeit der Präparate, der Compliance oder das hohe Alter der Versicherten.

Das Fehlen zuverlässiger Daten zur Bioverfügbarkeit der einzelnen Präparate führt dabei grundsätzlich zu Problemen beim Vergleich der Präparate. Eine Ablehnung des rabattbedingten Wechsels erfolgt in der Apotheke oft nur aufgrund der Tatsache, dass es sich um einen Wirkstoff mit geringer therapeutischer Breite oder eine retardierte Arzneiform handelt.

Festzuhalten bleibt außerdem, dass vor allem der Information aller Beteiligten eine große Bedeutung zukommt. Nach einer Bertelsmann-Patientenbefragung fühlen sich die Patienten von der gesetzlichen Krankenversicherung am schlechtesten informiert. Die meisten Informationen bekamen sie in den Apotheken[(26)]. Eine Information der Versicherten, dass Verträge der Krankenkassen aber auch Gesetze und Richtlinien, wie die Arzneimittel-Richtlinie, einen Einfluss auf ihre Versorgung und ihren Leistungsanspruch von Arzneimitteln haben, sollte daher ebenso erfolgen, wie die Information der Apotheker und Ärzte über die von den Kassen individuell abgeschlossenen Verträge und die Möglichkeiten zur Verordnung bzw. Abgabe bei pharmazeutisch und/oder therapeutischen Bedenken eines bestimmten Arzneimittels. Ohne ausreichende Hintergrundinformationen auf allen Seiten kommt es zwangsläufig zu Verunsicherungen und Problemen. Häufig wissen Patienten gar nicht von ihrer Wahlfreiheit zwischen Präparaten verschiedener Hersteller, wenn eine Krankenkasse mehrere Sortimentsverträge geschlossen hat oder es bei einer Ausschreibung mehrere Losgewinner gibt. Die Apotheke wählt in diesen Fällen nach ihren eigenen Kriterien wie Einkaufskonditionen und Lagerbestand aus. Die Information von Seiten der Krankenkassen ist daher wichtig, um Missverständnisse bei ihren Versicherten zu vermeiden.

Ein wichtiger Aspekt ist auch die Laufzeit der Verträge. Kurze Vertragslaufzeiten implizieren häufige Präparatewechsel und verunsichern Patienten zusätzlich.

Alternativ zu den bisherigen Sortimentsverträgen mit Pharmazeutischen Herstellern wurden bei einigen Ausschreibungen der Krankenkassen bereits Indikationen ausgeschlossen, bei denen ein Austausch in der

Apotheke aus Versorgungssicht kritisch sein kann[27]. So könnte der Austausch beispielsweise bei Mitteln zur Hemmung der Blutgerinnung, Betäubungsmittel und Arzneimitteln zur Behandlung von Epilepsie und Parkinson durch die Rabattvertragsgestaltung der Krankenkasse künftig verhindert werden. Aus Kassensicht fehlen bei diesen Arzneimitteln dann aber bisher generierte Rabatte. Für Apotheken besteht, bei Verordnungen ohne den Ausschluss von Aut-idem, auch in diesem Fall die Möglichkeit, neben dem namentlich verordneten Arzneimittel, eines der drei preisgünstigsten Arzneimittel abzugeben[7], so dass es immer noch zu einem Präparatewechsel kommen könnte.

Als Alternative zu den Rabattverträgen ist auch das Zielpreiskonzept der ABDA[28] denkbar. Dabei wird ein garantierter Durchschnittspreis für einen Wirkstoff in Abhängigkeit von der Packungsgröße, Konzentration und ggf. Darreichungsform verstanden. Eine vertragliche Vereinbarung zwischen Krankenkassen und Apothekerverbänden würde diese festlegen und Ausschreibungen erübrigen. Der Apotheker hätte in diesem Modell, wenn der Arzt eine Wirkstoffverordnung ausstellt oder die Substitution nicht ausschließt, prinzipiell die Möglichkeit zwischen allen pharmazeutisch austauschbaren Präparaten zu wählen. Gegenüber der Krankenkasse würde jedoch garantiert, den vereinbarten Zielpreis im Mittel einzuhalten. So wäre in einzelnen Fällen auch die Abgabe von teureren Präparaten möglich, solange der Durchschnitt des Zielpreises nicht überschritten wird. Andernfalls ginge dies zu Lasten der Apotheke. Für die Krankenkasse stände die Ersparnis für die einzelnen Präparate mit der vertraglichen Vereinbarung fest. Der Ausschluss von Wirkstoffen, bei denen die Substitution aus pharmazeutischen Gründen problematisch ist, könnte ebenfalls erfolgen. Das Problem, dass ein Patient in der Apotheke nicht sein gewohntes Präparat bekommt, kann aber auch in diesem Modell nicht vollständig ausgeschlossen werden. Um den Zielpreis im Mittel einzuhalten, müssen vor allem günstige Präparate abgegeben werden. Hat ein Patient vorher jedoch immer ein eher teures Generikum bekommen, zum Beispiel über die Steuerung der zuvor bestehenden Rabattverträge, wo genau dieses wirtschaftlich war, kann es ebenfalls zu einem Wechsel in der Apotheke kommen.

Allerdings liegt dann die Entscheidung der Arzneimittelwahl in der Verantwortung des Apothekers und es gibt keine Vorschrift über die Rabattverträge der Krankenkasse nur Präparate eines bestimmten Pharmaherstellers abzugeben.

Ein anders Konzept verfolgen derzeit die Hausärzteverträge in verschiedenen Bundesländern. In Baden-Württemberg ist eine Integration der Rabattverträge der Krankenkassen in die Arztsoftware geplant. So sollen die Hausärzte schon bei der Verordnung das Präparat eines Rabattvertragspartners auswählen, die Substitution in der Apotheke mit einem Aut-idem-Kreuz ausschließen und damit wieder die Hoheit darüber haben, welches Arzneimittel der Patient bekommt. Für die Apotheken könnte diese Regelung die Lagerhaltung noch schwieriger machen. Denn nicht jede Krankenkasse hat einen Vertrag mit dem gleichen Hersteller, und das Aut-idem-Kreuz verhindert auch den Wechsel auf einen anderen Rabattpartner, dessen Arzneimittel vorrätig ist. Wird von der Arztsoftware bei jeder Verordnung die Substitution ausgeschlossen, wird vor allem die Versorgung mit akut benötigten Arzneimitteln verzögert, da die Apotheken nicht alle Präparate vorrätig halten können.

Die Non-Compliance, der Umstand, dass Patienten ärztlich verordneten Arzneimitteltherapien nicht oder nur unvollständig folgen, bleibt bei allen Modellen bestehen. Ein ständiger Wechsel Präparate, dadurch bedingte Änderungen in Darreichungsform oder Farbe der Tabletten, kann jedoch die Compliance der Patienten noch zusätzlich beeinträchtigen. Gerade ältere, multimorbide Patienten unterscheiden häufig Ihre Arzneimittel anhand von Form und Farbe der Tabletten. Ein Wechsel führt zu Unsicherheiten bei der Einnahme, Verwechslungsgefahr und Vertrauensverlust. Kosten, die mittelfristig durch die Non-Compliance entstehen, mindern somit wieder die durch Ausschreibungen und Rabattverträge erzielten Rabatte der Krankenkassen.

Bei Betrachtung der Arzneimittelausgaben der Krankenkassen sind unter den führenden Arzneimitteln vor allem teure, patentgeschützte

Präparate, die deutlich seltener als Generika verordnet werden, aber trotzdem zu höheren Ausgaben führen. Die bisherigen Rabattverträge mit den Pharmazeutischen Herstellern und die Festbetragsregelung haben darauf keinen Einfluss. Verträge mit Originalanbietern gibt es, wenn überhaupt, häufig erst kurz vor Ablauf eines Patentes, um so Marktanteile nicht an spätere Mitbewerber zu verlieren. Einsparungen werden für die Krankenkassen dann nur für einen kurzen Zeitraum erzielt. Sind die ersten Generika im Markt und senkt der Originalanbieter seinen Preis nicht (oder wird darauf bei der Rabattgestaltung im Vertrag keine Rücksicht genommen) erübrigen sich die Rabatte und es kommt zu Mehrausgaben für die Krankenkasse.

In der aktuellen Diskussion der Gesundheitspolitik kommt daher vermehrt die Forderung einer Nutzen- und Kosten-Nutzenbewertung als Voraussetzung für die Leistungspflicht der gesetzlichen Krankenversicherung auf. Bisher sind Arzneimittel, sobald sie zugelassen sind, in Deutschland auch automatisch zu Lasten der GKV verordnungsfähig. Die Hersteller können ihre Preise frei gestalten. In den meisten anderen EU-Mitgliedsländern sind hingegen die Herstellerabgabepreise staatlich kontrolliert. Zudem haben fast alle Länder der EU einen verringerten Mehrwertsteuersatz für Arzneimittel.

Weitere neue Modelle im Bereich der Arzneimittelversorgung bringen neben der Bewertung des Zusatznutzens neuer Arzneimittel auch Preisverhandlungen der Krankenkassen mit den Herstellern sowie kassenindividuelle Positivlisten ins Gespräch.

Der Bundesverband der pharmazeutischen Industrie schlägt in seinem Modell[29] zur Preisbildung von patentgeschützten Arzneimitteln vor, die volle Erstattung auf Basis der Herstellerpreise sofort nach der Zulassung bestehen zu lassen und, mit Hinweis auf die zeitlichen Verzögerungen, keine „Vierte Hürde“ durch verpflichtende Verhandlungen vor Markteinführung zu schaffen. Herstellern und Krankenkassen sollte aber die Möglichkeit zu freiwilligen, vorrangigen Einzelverträgen zu Erstattungsbetrag, Versorgungszielen, Versorgungsmanagement oder Zusatzleistungen gegeben werden. 5 Jahre nach Markteinführung besteht nach diesem Modell dann die Pflicht zur zentralen Verhandlung des Erstattungsbetrages. Um trotz der vollen Erstattungsfähigkeit Anreize zum Abschluss von Einzelverträgen mit den Krankenkassen für die Hersteller zu schaffen nennt der BPI folgende Aspekte. Ein Erlöschen der Pflicht zur zentralen Vereinbarung nach 5 Jahren, sobald ein Arzneimittel über Einzelverträge bei 30 % der GKV abgedeckt ist. Dann soll der Durchschnittspreis aller einzelvertraglich vereinbarten Erstattungspreise für alle gesetzlichen Krankenversicherungen gelten. Des Weiteren sollen im Geltungsbereich der Einzelverträge die sonstigen Regularien, wie Regresse oder sonstige Einschränkungen der ärztlichen Therapiefreiheit, entfallen. Generell sollen dezentrale Einzelverträge immer zentrale Lösungen ersetzen können.

Der BPI empfiehlt allen Herstellern außerdem bereits zum Zeitpunkt der Markteinführung alle verfügbaren Informationen über den Wert des Arzneimittels aus medizinischer und gesellschaftlicher Sicht und eine Prognose über die Auswirkungen auf die GKV zu veröffentlichen. Dazu müssten die entsprechenden Rahmenbedingungen im Heilmittelwerbegesetz geschaffen werden. Eine Pflicht zur Veröffentlichung soll es nach Meinung des BPI jedoch nicht geben, da die Informationen über das Arzneimittel im Interesse des jeweiligen Herstellers liegen und eine Vielzahl neuer Regulierungen wenig sinnvoll erscheine.

Zudem fordert der Verband der pharmazeutischen Industrie eine bindende Vereinbarung über die Kriterien der Nutzenbewertung, spätestens zum Zeitpunkt der Nutzenbewertung, und bereits im Vorfeld die Möglichkeit einer wissenschaftliche Beratung zur Nutzenbewertung (Scoping Workshops), damit die Anforderungen in den späteren Phasen der Zulassung mit berücksichtigt werden können.

Die Verbände der gesetzlichen Krankenkassen befürchten, dass Konzepte, die bei patentgeschützten Arzneimitteln den unmittelbaren Weg zu kassenindividuellen Vereinbarungen mit den Herstellern ermöglichen, keine Anreizsysteme entstehen lassen, die die Entwicklung innovativer Arzneimittel fördern, sondern ein unproduktiver

Wettbewerb zwischen den Kassen entfacht wird. Sie schlagen zur Preisbildung bei patentgeschützten Arzneimitteln vor[30], die Arzneimittel vor der Zulassung einer Schnellbewertung durch das IQWiG zu unterziehen, um einen vorhandenen relevanten Zusatznutzen feststellen zu können. Sobald dem Arzneimittel ein therapeutisch relevanter Zusatznutzen vom G-BA bescheinigt wird, ist es ab der Zulassung zu Lasten der GKV erstattungsfähig. Damit soll sichergestellt werden, dass echte Verbesserungen in der Therapie den Versicherten ohne Verzögerungen zugänglich sind. Preisverhandlungen zwischen Krankenkassen und Herstellern sollen daher zeitlich nachgelagert, aber GKV-übergreifend erfolgen. Als Kriterien für die Verhandlung werden in diesem Konzept zum einen Referenzpreise vergleichbarer Länder der europäischen Union herangezogen, und zum anderen die maximal zu erwartende Absatzmenge aufgrund von Prävalenz der zu behandelnden Erkrankung sowie Dosierung in der beanspruchten Indikation.

Für Arzneimittel, die nach dieser Nutzenschnellbewertung keinen relevanten therapeutischen Vorteil gegenüber bisherigen therapeutischen Möglichkeiten aufweisen, sollen unverzüglich GKV-übergreifende Preisverhandlungen mit dem pharmazeutischen Hersteller geführt werden. Eine Erstattung durch die gesetzliche Krankenversicherung ist erst nach einer Preisfeststellung möglich. Ergänzend dazu sollen sich diese Arzneimittel auf Ebene der Einzelkassen dem Vertragswettbewerb mit den therapeutischen Alternativen stellen.

Zusammenfassend lässt sich feststellen, dass die Rabattverträge im generischen Arzneimittelbereich zwar zu Einsparungen bei den Krankenkassen geführt haben, aber auf der anderen Seite auch Verunsicherungen und Probleme bei der Ausführung auf Seiten von Apothekern, Ärzten und Patienten zur Folge hatten. Wechselnde Namen der Arzneimittel, neu und anders aussehende Tabletten führen insbesondere bei älteren Patienten zu Hilflosigkeit und Verunsicherung und können eine Therapie negativ beeinträchtigen. Die Möglichkeit, bei der ärztlichen Verordnung mit einem Aut-idem-Kreuz bereits einen Wechsel auszuschließen oder in der Apotheke bei pharmazeutischen

Bedenken von der Sonder-PZN Gebrauch zu machen, können bestimmte arzneimittelbezogene Probleme vermeiden. Der Ausschluss von Wirkstoffen mit kritischer Bioverfügbarkeit aus Rabattverträgen kann ebenfalls bereits im Vorfeld mögliche Probleme bei der Arzneimittelversorgung der Versicherten vermeiden. Alle genannten Maßnahmen erfordern jedoch einen mitunter deutlich erhöhten Arbeitsaufwand vor allen in den Apotheken, die darüber hinaus auch die persönlichen Gespräche mit verärgerten oder verunsicherten Patienten führen müssen. Dies bedeutet de facto eine Erhöhung der Transaktionskosten zu Lasten der Apotheken und in geringerem Ausmaß auch der Ärzte.

Trotz der durch die Rabattverträge erzielten Einsparungen steigen jedoch die Arzneimittelausgaben der gesetzlichen Krankenversicherungen weiter an. Neue Konzepte, wie die oben bereits vorgestellten, greifen daher auch auf patentgeschützte Arzneimittel und zeigen als Lösungsvorschläge Nutzen-Bewertungen und Preisverhandlungen zwischen Krankenkassen und pharmazeutischen Herstellern auf.

9. Literaturverzeichnis

1. Schwabe, U., Paffrath, D.: Arzneiverordnungsreport 2008, S. 3 ff., 2009

2. http://www.bpb.de/themen/WZDR7I.html?guid=AAB668<=AAB779, aufgerufen am 24.03.2010, „Ausgabenentwicklung im Arzneimittelsektor und Preisbildung bei Arzneimitteln", Bundeszentrale für politische Bildung, Prof. Dr. Dr. Thomas Gerlinger, Dr. Wolfram Burkhardt

3. http://www.bpb.de/themen/WZDR7I.html?guid=AAB699<=AAB779, aufgerufen am 24.03.2010, „Kostendämpfungsbemühungen in der Arzneimittelversorgung", Bundeszentrale für politische Bildung, Prof. Dr. Dr. Thomas Gerlinger, Dr. Wolfram Burkhardt

4. Sozialgesetzbuch Fünftes Buch Gesetzliche Krankenversicherung, § 130 a Absatz 8 SGB V. 2008.

5. Sozialgesetzbuch Fünftes Buch Gesetzliche Krankenversicherung, § 129 Absatz 1 Satz 1 SGB V. 2008.

6. Rahmenvertrag über die Arzneimittelversorgung zwischen den Spitzenverbänden der Krankenkassen und dem Deutschen Apothekerverband e.V., § 1 Absatz 1 des Rahmenvertrages nach § 129 Absatz 2 SGB V. 2008.

7. Rahmenvertrag über die Arzneimittelversorgung zwischen den Spitzenverbänden der Krankenkassen und dem Deutschen Apothekerverband e.V., Rahmenvertrag nach § 129 Absatz 2 SGB V. 2008.

8. Verordnung über den Betrieb von Apotheken (Apothekenbetriebsordnung - ApBetrO), §17 Absatz 5. 2008.

9. Rommerskirchen, J. „Dokumentation von Arzneimittelbezogenen Problemen infolge von Rabattverträgen in einer öffentlichen Apotheke", Projektarbeit Studiengang Consumer Health Care, Charité Universitätsmedizin Berlin, 2009

10. Rommerskirchen, J. "Arzneimittelbezogene Probleme infolge von Rabattverträgen", Projektarbeit Studiengang Consumer Health Care, Charité Universitätsmedizin Berlin, S. 3 ff. 2008

11. http://www.medical-tribune.de/patienten/news/21386/, aufgerufen am 20.02.2010, Gessner, C. „Zu viele Pillen für Senioren, MTD, 45 (2007), S. 5

12. Rabattverträge und Beipackzettel – Gefahr für Patienten, Dtsch. Apoth. Ztg., 42 (2009), S. 50

13. Gefahren der Rabattverträge, Neue Allgemeine Gesundheitszeitung für Deutschland, Dezember 2009

14. http://www.gesundheit-adhoc.de/index.php?m=1&showPage=4&id=7874, aufgerufen am 20.02.2010, „Medikationswechsel durch Rabattverträge beeinträchtigen die Patientengesundheit", Pressemitteilung des Bundesverbandes der Arzneimittel-Hersteller e.V. am 11.02.2010

15. May, U., Kötting, C., Cheraghi, T. "Non-Compliance als gesundheitspolitische Nebenwirkung – Demoskopie und Problemanalyse am Beispiel der Rabattverträge", Pharm. Ztg., 06 (2010), S. 74-79

16. Apothekerverband Nordrhein e.V., Kommentar zum Rahmenvertrag nach § 129 SGB V in der Fassung vom 17.01.2008. 2008.

17. Rahmenvertrag über die Arzneimittelversorgung zwischen den Spitzenverbänden der Krankenkassen und dem Deutschen Apothekerverband e.V., § 4 Absatz 3 des Rahmenvertrages nach § 129 Absatz 2 SGB V. 2008.

18. Blume, H., Brauer, K. G., Dingermann, T., Mutschler, E., Zündorf, I. Deutsche Pharmazeutische Gesellschaft: "Gute Substitutionspraxis" (GSP) Leitlinie. 2002.

19. Stellungnahme der Arzneimittelkommission der deutschen Ärzteschaft zur Austauschbarkeit von wirkstoffgleichen Arzneimitteln, 22.07.2009

20. http://www.aok.de/assets/media/baden-wuerttemberg/statement_hermann.pdf, aufgerufen am 20.02.2010,

Pressekonferenz „AOK-Arznei-Rabattverträge 2009-2011“ am 06.05.2009, Statement von Dr. Christopher Hermann

21. http://www.aok-bv.de/imperia/md/aokbv/politik/wettbewerb/pressetext_wido.pdf, aufgerufen am 20.02.2010, Pressemitteilung des WIdO vom 06.05.2009 zu den Arzneimittelrabattverträgen der AOK

22. Neises, G., Menges, A., Palsherm, I., Stangl, J., Schneider, C., Bausch, J. „Machen Rabattverträge krank?“, Pharm. Ztg., 47 (2009)

23. http://www.gesundheit-adhoc.de/index.php?m=1&id=7964, aufgerufen am 02.03.2010, „Rabattverträge: Weitere Untersuchungen belegen – Medikationswechsel beeinträchtigen die Patientengesundheit“, Pressemitteilung des Bundesverbandes der Arzneimittel-Hersteller e.V. am 02.03.2010

24. http://www.aok-bv.de/politik/wettbewerb/index_02091.html, aufgerufen am 20.02.2010

25. http://www.kvno.de/mitglieder/verordnungen/arznarch/arznarch07/arin0708/aut_idem. html, aufgerufen am 14.03.2010

26. http://www.spectrum-k.de/fileadmin/user_upload/Interview_Prof_Glaeske_Final.pdf, aufgerufen am 21.03.2010, „Generika-Anwendung ist das wichtigste Instrument für Effizienzoptimierung“, spectrumK-Interview mit Prof. Dr. Gerd Glaeske, 01.03.2010

27. http://www.spectrum-k.de/fileadmin/user_upload/PM_Start_Generika-Rabattverträge_3.pdf, aufgerufen am 14.03.2010, „Generika-Rabattverträge“, Pressemitteilung von SpectrumK

28. Müller-Bohn, T., „Flexibilität durch Zielpreise“, Dtsch. Apoth. Ztg., 47 (2009), S. 78-79

29. http://www.bpi.de/UserFiles/File/bpi/news/BPI-Reformkonzepte-2010-01-28.pdf, aufgerufen am 21.03.2010, „Dezentral wo möglich, zentral wo nötig – Modell der pharmazeutischen Industrie zur Preisbildung von patentgeschützten Arzneimitteln“, Januar 2010

30. Konzept der Gesetzlichen Krankenversicherung zur Arzneimittelpreisbildung – Bildung marktgerechter Preise für patentgeschützte Arzneimittel, 08.03.2010

31. Blume, H., Brauer, K., Dingermann, T., Holzgrabe, U., Mutschler, E., Schubert-Zsilavecz, Weitschies, W., Zündorf, I., DPhG-Statement: „Eine Nachbesserung ist dringend angezeigt!“ Austauschbarkeit von wirkstoffgleichen Arzneimitteln., Dtsch. Apoth. Ztg., 18 (2008), S. 30-31

32. GFK Marktforschung, Untersuchung der GFK Marktforschung: Krankenkassen & Medikamentenverordnung, 2007

33. Pharm. Ztg., Verunsicherte Patienten, Pharm. Ztg., 7 (2008), S. 13

34. Candidus, W. A., Pressekonferenz zum Thema: "Versorgungssicherheit Versus Rabattverträge der GKV", 2007

35. DGVP, Rabattverträge im Gegenwind, Pharm. Ztg., 1 (2008), S. 8

36. http://www.aerztezeitung.de/suchen/default.aspx?query=tns+emnid&sid=493332, aufgerufen am 9.09.08, TNS-Emnid Umfrage, Arzneitherapie: Arzt soll entscheiden Repäsentativ-Umfrage unter Bürgern und Ärzten zeigt Skepsis über staatliche Vorgaben, Ärzte Zeitung, 2008

37. http://www.aerztezeitung.de/suchen/default.aspx?query=schlingensiepen + rabattvertr%C3%A4ge&sid=496919, aufgerufen am 9.09.08, Schlingensiepen, I., Rabattverträge können die Compliance beeinflussen, Ärzte Zeitung, 2008

38. http://www.axicorp.de/pressematerial/pdf/Axicorp_PM_Rabattvertraege_070816.pdf, aufgerufen am 9.09.08, Pressemitteilung Axicorp, Rabattverträge - Raue Wirklichkeit, 2007

39. http://www.gesundheit-adhoc.de/index.php?m=1&showPage=3&id=4175, aufgerufen am 9.09.08, Hessischer Apothekerverband, Rabattverträge: Immer noch viel Beratungsbedarf in Apotheken, 2008

40. Dietrich, J. W., Brisseau, K., Boehm, B. O., Resorption, Transport und Bioverfügbarkeit von Schilddrüsenhormonen, Deutsche medizinische Wochenschrift, 133 (2008), S. 1644-1648

41. Hennessey,J. V., Levothyroxine a new drug? Since when? How could that be?, Thyroid, 13 (2008), S. 279-280

42. Henning Arzneimittel Berlin, Fachinformation L-Thyroxin Henning, 2007

43. Reiners, C., Vorsicht beim Austausch von Levothyroxin, Dtsch. Apoth. Ztg., 14 (2008), S. 65-68

44. Krehan, A., Dittmar, M., Hoppen, A., Lichtwald, K., Kahaly, G. J., Randomisierte, doppelblinde Crossover-Studie zur Bioverfügbarkeit von Levothyroxin, Medizinische Klinik, 97 (2002), S. 522-527

45. European Agency for the Evaluation of Medicinal Products, Note for Guidance on the investigation of bioavailibility and bioequivalence, 2001

46. Heufelder, A. E., Austausch von Levothyroxin-Präparaten gefährdet Patienten, Dtsch. Apoth. Ztg., 41 (2007), S. 42-47

47. Haddow, J. E., Palomaki, G. E., Allan, W. C., et al., Maternal thyroid deficiemcy during pregnacy and subsequent neuropsychological development of the child, N Engl J Med., 341(1999), S. 549-555

48. Alexander, E. K., Marqusse, E., Lawrence, J., Jarolim, P., Fischer, G. A., Larsen, P. R., Timing and magnitude of increases in levothyroxine requirements during pregnancy in woman with hypothyreodism, N Engl J Med., 351(2004), S. 352-249

49. American Thyroid Association, The Endocrine Society, American Association of Clinial Endocrinologists, Joint Statement on the U.S. Food and Drug Administration´s Decision Regarding Bioequivalence of Levothyroxine Sodium, Thyroid, 14 (2004), S. 486-487

50. Uhl, D., Kein Austausch bei gut eingestellten Patienten, Dtsch. Apoth. Ztg., 17 (2008), S. 30-32

51. Mutschler, E., Geisslinger, G., Kroemer, H. K., Schäfer-Korting, M., Mutschler Arzneimittelwirkungen, Wissenschaftliche Verlagsgesellschaft mbH Stuttgart, 2001, S. 301

52. Kommission Leitlinien der Deutschen Gesellschaft für Neurologie , Leitlinien für Diagnostik und Therapie in der Neurologie: Epilepsie im Erwachsenenalter, 2005, ISBN 3-13-132413-9

53. Shaw, S. J., Krauss, G.L., Generic antiepileptic drugs, Curr Treat Options Neurol., 10(4), (2008), S. 260-268

54. Krämer, G., Biraben, A., Carreno, M., Guekht, A., de Haan, G. J., Jedrzejczak, J., Josephs, D., van Rijckevorsel, K., Zaccara, G. , Curren approaches to the use of generic antiepileptic drugs, Epilepsy & Behavior, 11 (2007), S. 46-52

55. http.//www.aan.com7globals/axon/asssets/2323.pdf, aufgerufen am 6.09.08, American Academy of Neurology, Position statement on the coverage of anticonvulsant drugs for the treatment of epilepsy, 2006

56. Krämer, G., Schneble, H., Wolf, P., Ad-hoc-Kommission der Deutschen Sektion der Internationalen Liga gegen Epilespsie, Risiken der neuen Aut-idem-Regelung für die Behandlung mit Antiepileptika, Akt Neurol, 29 (2002), S. 115-122

57. Krämer, G., Denning, D., Schmidt, D., Schmitz, B., Stefan, H., Steinhoff, B. J., Stephani, U., Stodieck, S., ad hoc Kommission der Deutschen Gesellschaft für Epileptologie, Generika in der Epilepsietherapie: Was ist zu beachten?, Akt Neurol, 32 (2005), S. 275-278

58. Krämer, G., Elger, C., Denning, D., Neubauer, B. A., Ad-hoc-Kommission der Deutschen Gesellschaft für Epileptologie, Aut-idem-Kreuz: bei Antiepileptika wichtiger denn je!, Zeitschrift für Epileptologie, 21 (2), (2008), S. 79-81

59. e.b.e. epilepsie - bundes-elternverband e.V., Deutsche Epilepsievereinigung gem. e.V., Interessengemeinschaft Sturge-Weber-Syndrom e.V., Landesverband Epilepsie Bayern e.V., Landesverband der Epilepsie-Selbsthilfegruppen in Baden-Würtenberg gem. e.V., Landesverband für Epilepsie Selbsthilfe in Nordrhein-Westfalen e.V„ Gemeinsame Stellungnahme zum Rahmenvertrag über die Arzneimittelverordnung nach § 129 Absatz 2 SGB V vom 17. Januar 2008, 2008

60. Argumosa, A., Herranz, J. L., The clinical and economic impact of generic drugs in the treatment of epilepsy, Rev Neurol, 41 (2005), S. 45-49

61. Duh, M. S., Andermann, F., Paradis, P. E., Weiner, J., Manjunath, R., Crémieux, P. Y., The economic consequences of generic substitution for antiepileptic drugs in public payer setting: the case of lamotrigine, Dis Manag., 10(4), (2007), S. 216-225

62. Uhl, D., Unerträgliche Situation für Schmerzpatienten, Dtsch. Apoth. Ztg., 11 (2008), S. 34-35

63. Berliner, M. N., Stumpf, M., Bornhövd, K., Compliance - (k)ein Thema in der Schmerztherapie?, MMW-Fortschr. Med. Orginalien, 1 (2008), S.31-35

64. Casarett, D., Karlawish, j., Sankar, P., Hirschman, K., Asch, D. A., Designing pain research from the patient´s perspective: What trial end points are important to patients with chronic pain?, Pain Medicine, 2 (2001), S. 309-316

65. World Health Organisation, Adherence to long-term therapies: Evidence for action, 2003

66. Hanks, G. W., Conno, F., Cherny, N., et al., Morphine and alternative opioids in cancer pain: the EAPC recommendations, Br. J. Cancer, 84 (2001), S. 587-593

67. Gupta, S., Sathyan, G., Providing constant analgesia with OROS® hydromorphone, J. Pain Symptom. Management, 13 (2007), S. 19-24

68. Wallace, M. S., Thippawong, J., Advances in the long-term management of chronic pain: Recent evidence with OROS® hydromophone, a novel, once-daily, long-acting opioid analgesic - Clinical trial results, J. Pain Symptom. Management, 33 (2007), S. 25-32

69. http://www.bfarm.de/cln_030/nn_421158/DE/Bundesopiumstelle/BtM /faq/Startseite__aut-idem.html__nnn=true, aufgerufen am7.09.08, BfArM, Ist die Aut-idem-Regelung auch bei Schmerzpflastern anwendbar?, 2008

70. Mutschler, E., Schubert-Zsilavecz, Stellungnahme der Deutschen Pharmazeutischen Gesellschaft zum Expertenkonsens zur qualitätsgesicherten Opioidversorgung von GKV-versicherten Schmerzpatienten, Dtsch. Apoth. Ztg., 12 (2008), S. 62

71. Uhl, D., Sollen Opioide nicht mehr substituiert werden?, Dtsch. Apoth. Ztg., 12 (2008), S. 59-60

72. Schweim, H.G., Wasem, J., Gutachten, Zur Austauschbarkeit von stark wirksamen Analgetika im Rahmen der Aut-idem-Regelung, Pharm. Ztg., 21 (2008), S. 62-66

73. Berger, A., Hoffman, D. L., Goodman, S., Delea, T. F., Seifeldin, R., Oster, G., Therapy Switching in Patients Receiving Long-Acting Opioids, The Annals of Pharmacotherapy, 38 (2004), S. 389-395

74. Güttler, K., Kein Austausch bei Dauertherapie, Dtsch. Pharm. Ztg., 23 (2008), S. 58

75. Uhl, D., Diskussion um Opioid-Austausch durch Apotheker, Dtsch. Apoth. Ztg., 23 (2008), S. 57-59

10. Verzeichnis der Abbildungen

Abbildung 1: Arzneiverordnungsvordruck (Muster 16) zur Verordnung von Arzneimitteln 17

11. Verzeichnis der Tabellen

Tabelle 1: Codierung der Gründe der Apotheke für die Abgabe eines nicht rabattierten Arzneimittels 21

Tabelle 2: Codierung der Verordnungen mit aufgedruckter Sonder-PZN, obwohl ein Rabattartikel abgegeben wurde oder eigentlich die Kennzeichnung „3“ für die Importquote richtig gewesen wäre 22

Tabelle 3: Anzahl der Verordnungen mit Sonder-PZN und Geschlecht der Versicherten 31

Tabelle 4: Anzahl der Verordnungen mit Sonder-PZN gruppiert nach Alter der Versicherten 32

Tabelle 5: Anzahl der Verordnungen mit Sonder-PZN gruppiert nach Alter und Geschlecht der Versicherten 33

Tabelle 6: Codierung der angegebenen Begründungen für die Nichtabgabe eines Rabattarzneimittels 34

Tabelle 7: Verordnungen ohne Angabe eines Grundes für das Aufbringen der Sonder-PZN 35

Tabelle 8: Codierung der Begründungen unter Berücksichtigung des abgegebenen Arzneimittels 37

Tabelle 9: Wirkstoffe (TOP 20) bei denen die Nicht-Verfügbarkeit eines Rabattartikels auf der Verordnung vermerkt wurde 39

Tabelle 10: Wirkstoffe (TOP 20) bei denen die Apotheke aufgrund pharmazeutischer Bedenken den Austausch ablehnte 40

Tabelle 11: Wirkstoffgruppen (TOP 20) bei denen die Nicht-Verfügbarkeit eines Rabattartikels auf der Verordnung vermerkt wurde ... 42

Tabelle 12: Wirkstoffgruppen (TOP 20) bei denen die Apotheke aufgrund pharmazeutischer Bedenken den Austausch abgelehnt hat ... 44

Tabelle 13: Wirkstoffgruppen bei denen die Sonder-PZN auf die Verordnung aufgebracht wurde und die Apotheke keine Begründung angegeben hat ... 45

Tabelle 14: Anwendungsbereiche der Arzneimittel, bei denen die Nicht-Verfügbarkeit eines Rabattarzneimittels auf der Verordnung vermerkt wurde ... 46

Tabelle 15: Anwendungsbereiche der Arzneimittel, bei denen die Apotheke aufgrund pharmazeutischer Bedenken den Austausch abgelehnt hat ... 47

Tabelle 16: Darreichungsformen, bei denen die Sonder-PZN für die Nicht-Verfügbarkeit eines Rabattartikels auf der Verordnung vermerkt wurde ... 47

Tabelle 17: Darreichungsformen, bei denen die Apotheke aufgrund pharmazeutischer Bedenken den Austausch abgelehnt hat ... 49

Tabelle 18: Anzahl der Verordnungen im April 2008 mit einem Aut-idem-Kreuz ... 50

Tabelle 19: Verordnungen mit Aut-idem-Kreuz gruppiert nach Alter der Versicherten ... 51

Tabelle 20: Wirkstoffe (TOP 30) bei denen ein Aut-idem-Kreuz gesetzt wurde ... 52

Tabelle 21: Wirkstoffgruppen (TOP 20) bei denen eine Verordnung mit einem Aut-idem-Kreuz erfolgte ... 53

Tabelle 22: Wirkstoffe (TOP 30) bei denen eine Verordnung mit Aut-idem-Kreuz ausgestellt wurde bezogen auf die Altersgruppe 50 – 89 Jahre ... 54

Tabelle 23: Wirkstoffe (jeweils TOP 5) in den einzelnen Altersgruppen der Versicherten ... 56

Tabelle 24: Facharztgruppen, die Arzneimittel mit einem Aut-idem-Kreuz verordneten 59

Tabelle 25: Wirkstoffgruppen bei denen in der öffentlichen Apotheke rabattbedingte Probleme dokumentiert wurden 62

Tabelle 26: Altersverteilung der Patienten bei denen in der öffentlichen Apotheke rabattbedingte Probleme dokumentiert wurden 64

Tabelle 27: Gründe die bei der Dokumentation in der öffentlichen Apotheke für rabattbedingte Probleme angegeben wurden 66

Tabelle 28: Intervention und erreichte Lösung der rabattbedingten Probleme bei der Dokumentation der Fälle in der öffentlichen Apotheke 66

Tabelle 29: Codierung der Gründe der Apotheke für die Abgabe eines nicht rabattierten Arzneimittels 93

Tabelle 30: Codierung der Verordnungen mit aufgedruckter Sonder-PZN, obwohl ein Rabattartikel abgegeben wurde oder eigentlich die Kennzeichnung „3“ für die Importquote richtig gewesen wäre 93

Tabelle 31: Verordnungen mit Aut-idem-Kreuz, gruppiert nach Wirkstoffen (TOP 30) und Alter der Versicherten 94

12. Anhang

Tabelle 29: Codierung der Gründe der Apotheke für die Abgabe eines nicht rabattierten Arzneimittels

Angebende Begründung der Apotheke für die Abgabe eines nichtrabattierten Arzneimittels	**Codierung**
geringe therapeutische Breite	T
Compliance	C
Retardierte Arzneiform	R
andere Darreichungsform	D
UAW	U
Andere	S
Pharmazeutische Bedenken	P
Teilbarkeit	H
Andere Indikation des Rabattartikels	I
Rabattartikel nicht lieferbar	L
Akutversorgung	A
Keine Angabe, nicht lesbar	K

Tabelle 30: Codierung der Verordnungen mit aufgedruckter Sonder-PZN, obwohl ein Rabattartikel abgegeben wurde oder eigentlich die Kennzeichnung „3" für die Importquote richtig gewesen wäre

Aufgedruckte Sonder-PZN, obwohl ein Rabattartikel abgeben wurde oder eigentlich die Kennzeichnung „3" für die Importquote richtig gewesen wäre	**Codierung**
Rabattartikel wurde abgeben	X
Austausch durch Aut-idem-Kreuz bereits ausgeschlossen	Z
Importregelung	Y

Tabelle 31: Verordnungen mit Aut-idem-Kreuz, gruppiert nach Wirkstoffen (TOP 30) und Alter der Versicherten

Wirkstoff	Altersgruppe	N	In % (bezogen auf den Wirkstoff)
Metoprolol	20-29	4	0,55%
	30-39	10	1,37%
	40-49	26	3,57%
	50-59	77	10,58%
	60-69	208	28,57%
	70-79	243	33,38%
	80-89	131	17,99%
	90-99	6	0,82%
	100	1	0,14%
	Keine Angabe	22	3,02%
Gesamt		**728**	**100,00%**
Levothyroxin-Natrium	10-19	6	0,94%
	20-29	16	2,51%
	30-39	27	4,23%
	40-49	68	10,66%
	50-59	111	17,40%
	60-69	171	26,80%
	70-79	157	24,61%
	80-89	66	10,34%
	90-99	2	0,31%
	Keine Angabe	14	2,19%
Gesamt		**638**	**100,00%**
Diclofenac	10-19	6	0,97%
	20-29	13	2,10%
	30-39	24	3,88%
	40-49	59	9,55%
	50-59	94	15,21%
	60-69	125	20,23%
	70-79	174	28,16%
	80-89	91	14,72%
	90-99	8	1,29%
	Keine Angabe	24	3,88%
Gesamt		**618**	**100,00%**
Simvastatin	30-39	3	0,61%
	40-49	13	2,64%

	50-59	46	9,33%
	60-69	131	26,57%
	70-79	194	39,35%
	80-89	86	17,44%
	90-99	3	0,61%
	Keine Angabe	17	3,45%
Gesamt		**493**	**100,00%**
Omeprazol	0-9	1	0,21%
	10-19	4	0,82%
	20-29	7	1,44%
	30-39	17	3,50%
	40-49	35	7,20%
	50-59	59	12,14%
	60-69	102	20,99%
	70-79	124	25,51%
	80-89	111	22,84%
	90-99	15	3,09%
	Keine Angabe	11	2,26%
Gesamt		**486**	**100,00%**
Metformin	30-39	4	1,01%
	40-49	12	3,02%
	50-59	42	10,58%
	60-69	140	35,26%
	70-79	131	33,00%
	80-89	49	12,34%
	Keine Angabe	19	4,79%
Gesamt		**397**	**100,00%**
Ibuprofen	0-9	35	8,84%
	10-19	19	4,80%
	20-29	12	3,03%
	30-39	21	5,30%
	40-49	40	10,10%
	50-59	48	12,12%
	60-69	66	16,67%
	70-79	78	19,70%
	80-89	49	12,37%
	90-99	6	1,52%
	Keine Angabe	22	5,56%
Gesamt		**396**	**100,00%**
Metamizol-Natrium	10-19	3	0,81%

	20-29	6	1,61%
	30-39	11	2,96%
	40-49	20	5,38%
	50-59	32	8,60%
	60-69	51	13,71%
	70-79	93	25,00%
	80-89	99	26,61%
	90-99	34	9,14%
	100	1	0,27%
	Keine Angabe	22	5,91%
Gesamt		**372**	**100,00%**
Enalapril	10-19	2	0,55%
	30-39	5	1,38%
	40-49	21	5,80%
	50-59	31	8,56%
	60-69	67	18,51%
	70-79	128	35,36%
	80-89	86	23,76%
	90-99	6	1,66%
	Keine Angabe	16	4,42%
Gesamt		**362**	**100,00%**
Bisoprolol	30-39	5	1,44%
	40-49	22	6,32%
	50-59	40	11,49%
	60-69	93	26,72%
	70-79	109	31,32%
	80-89	59	16,95%
	90-99	7	2,01%
	Keine Angabe	13	3,74%
Gesamt		**348**	**100,00%**
Ramipril	20-29	1	0,32%
	30-39	6	1,90%
	40-49	15	4,75%
	50-59	34	10,76%
	60-69	75	23,73%
	70-79	102	32,28%
	80-89	66	20,89%
	90-99	4	1,27%
	Keine Angabe	13	4,11%
Gesamt		**316**	**100,00%**

Amlodipin	30-39	1	0,35%
	40-49	14	4,91%
	50-59	18	6,32%
	60-69	66	23,16%
	70-79	105	36,84%
	80-89	64	22,46%
	90-99	7	2,46%
	Keine Angabe	10	3,51%
Gesamt		**285**	**100,00%**
Acetylsalicylsäure	30-39	2	0,79%
	40-49	3	1,19%
	50-59	19	7,54%
	60-69	48	19,05%
	70-79	83	32,94%
	80-89	74	29,37%
	90-99	9	3,57%
	Keine Angabe	14	5,56%
Gesamt		**252**	**100,00%**
Allopurinol	30-39	2	0,90%
	40-49	6	2,70%
	50-59	23	10,36%
	60-69	50	22,52%
	70-79	85	38,29%
	80-89	46	20,72%
	90-99	2	0,90%
	Keine Angabe	8	3,60%
Gesamt		**222**	**100,00%**
Insulin (human)	10-19	2	0,91%
	20-29	2	0,91%
	30-39	3	1,36%
	40-49	5	2,27%
	50-59	27	12,27%
	60-69	63	28,64%
	70-79	67	30,45%
	80-89	36	16,36%
	90-99	3	1,36%
	Keine Angabe	12	5,45%
Gesamt		**220**	**100,00%**
Torasemid	0-9	1	0,51%
	30-39	1	0,51%

	40-49	4	2,04%
	50-59	12	6,12%
	60-69	24	12,24%
	70-79	57	29,08%
	80-89	74	37,76%
	90-99	16	8,16%
	Keine Angabe	7	3,57%
Gesamt		**196**	**100,00%**
Ramipril und Diuretika	20-29	2	1,04%
	30-39	2	1,04%
	40-49	7	3,63%
	50-59	21	10,88%
	60-69	45	23,32%
	70-79	57	29,53%
	80-89	48	24,87%
	90-99	6	3,11%
	Keine Angabe	5	2,59%
Gesamt		**193**	**100,00%**
Fentanyl	30-39	1	0,52%
	50-59	2	1,05%
	60-69	3	1,57%
	70-79	10	5,24%
	80-89	10	5,24%
	Keine Angabe	165	86,39%
Gesamt		**191**	**100,00%**
Furosemid	10-19	1	0,53%
	40-49	1	0,53%
	50-59	12	6,35%
	60-69	27	14,29%
	70-79	70	37,04%
	80-89	60	31,75%
	90-99	13	6,88%
	Keine Angabe	5	2,65%
Gesamt		**189**	**100,00%**
Tramadol	20-29	2	1,12%
	30-39	1	0,56%
	40-49	4	2,23%
	50-59	26	14,53%
	60-69	46	25,70%
	70-79	48	26,82%

	80-89	42	23,46%
	90-99	4	2,23%
	Keine Angabe	6	3,35%
Gesamt		**179**	**100,00%**
Salbutamol	0-9	13	7,30%
	10-19	9	5,06%
	20-29	6	3,37%
	30-39	11	6,18%
	40-49	16	8,99%
	50-59	21	11,80%
	60-69	26	14,61%
	70-79	32	17,98%
	80-89	24	13,48%
	90-99	1	0,56%
	Keine Angabe	19	10,67%
Gesamt		**178**	**100,00%**
Prednisolon	0-9	2	1,17%
	10-19	3	1,75%
	20-29	2	1,17%
	30-39	9	5,26%
	40-49	14	8,19%
	50-59	12	7,02%
	60-69	36	21,05%
	70-79	52	30,41%
	80-89	31	18,13%
	90-99	5	2,92%
	Keine Angabe	5	2,92%
Gesamt		**171**	**100,00%**
Phenprocoumon	20-29	1	0,60%
	30-39	2	1,20%
	40-49	6	3,61%
	50-59	17	10,24%
	60-69	34	20,48%
	70-79	68	40,96%
	80-89	30	18,07%
	90-99	1	0,60%
	Keine Angabe	7	4,22%
Gesamt		**166**	**100,00%**
Glucose-Teststreifen	30-39	1	0,62%
	40-49	1	0,62%

	50-59	16	9,88%
	60-69	42	25,93%
	70-79	60	37,04%
	80-89	32	19,75%
	90-99	1	0,62%
	Keine Angabe	9	5,56%
Gesamt		**162**	**100,00%**
Verapamil	20-29	2	1,25%
	30-39	2	1,25%
	40-49	4	2,50%
	50-59	9	5,63%
	60-69	35	21,88%
	70-79	60	37,50%
	80-89	34	21,25%
	90-99	7	4,38%
	Keine Angabe	7	4,38%
Gesamt		**160**	**100,00%**
Andere Opioide	20-29	10	6,25%
	30-39	1	0,63%
	40-49	16	10,00%
	50-59	11	6,88%
	60-69	32	20,00%
	70-79	44	27,50%
	80-89	34	21,25%
	90-99	4	2,50%
	Keine Angabe	8	5,00%
Gesamt		**160**	**100,00%**
Morphin	40-49	1	0,65%
	50-59	4	2,58%
	60-69	1	0,65%
	70-79	9	5,81%
	80-89	2	1,29%
	90-99	1	0,65%
	Keine Angabe	137	88,39%
Gesamt		**155**	**100,00%**
Lisinopril	30-39	3	1,99%
	40-49	4	2,65%
	50-59	23	15,23%
	60-69	27	17,88%
	70-79	56	37,09%

	80-89	33	21,85%
	90-99	2	1,32%
	Keine Angabe	3	1,99%
Gesamt		**151**	**100,00%**
Tamsulosin	20-29	1	0,67%
	40-49	1	0,67%
	50-59	14	9,33%
	60-69	49	32,67%
	70-79	44	29,33%
	80-89	34	22,67%
	90-99	2	1,33%
	Keine Angabe	5	3,33%
Gesamt		**150**	**100,00%**
Hydrochlorothiazid	30-39	2	1,37%
	40-49	3	2,05%
	50-59	11	7,53%
	60-69	37	25,34%
	70-79	51	34,93%
	80-89	33	22,60%
	90-99	3	2,05%
	Keine Angabe	6	4,11%
Gesamt		**146**	**100,00%**

Abonnement

Hiermit abonniere ich die **Schriftenreihe Masterstudiengang Consumer Health Care (ISSN 1869-6627),** herausgegeben von Prof. Dr. Marion Schaefer,

❒ ab Band # 1

❒ ab Band # ___

❒ Außerdem bestelle ich folgende der bereits erschienenen Bände:
#___, ___, ___, ___, ___, ___, ___, ___, ___, ___, ___, ___

❒ ab der nächsten Neuerscheinung

❒ Außerdem bestelle ich folgende der bereits erschienenen Bände:
#___, ___, ___, ___, ___, ___, ___, ___, ___, ___, ___, ___

❒ 1 Ausgabe pro Band ODER ❒ ___ Ausgaben pro Band

Bitte senden Sie meine Bücher zur versandkostenfreien Lieferung innerhalb Deutschlands an folgende Anschrift:

Vorname, Name: ___________________

Straße, Hausnr.: ___________________

PLZ, Ort: ___________________

Tel. (für Rückfragen): ___________ *Datum, Unterschrift:* ___________

Zahlungsart

❒ *ich möchte per Rechnung zahlen*

❒ *ich möchte per Lastschrift zahlen*

bei Zahlung per Lastschrift bitte ausfüllen:

Kontoinhaber: ___________________

Kreditinstitut: ___________________

Kontonummer: ___________ Bankleitzahl: ___________

Hiermit ermächtige ich jederzeit widerruflich den ***ibidem***-Verlag, die fälligen Zahlungen für mein Abonnement der **Schriftenreihe Masterstudiengang Consumer Health Care** von meinem oben genannten Konto per Lastschrift abzubuchen.

Datum, Unterschrift: ___________________

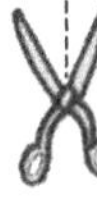

Abonnementformular entweder **per Fax** senden an: **0511 / 262 2201** oder 0711 / 800 1889
oder als **Brief** an: ***ibidem***-Verlag, Julius-Leber Weg 11, 30457 Hannover oder
als e-mail an: ibidem@ibidem-verlag.de

ibidem-Verlag

Melchiorstr. 15

D-70439 Stuttgart

info@ibidem-verlag.de

www.ibidem-verlag.de
www.ibidem.eu
www.edition-noema.de
www.autorenbetreuung.de

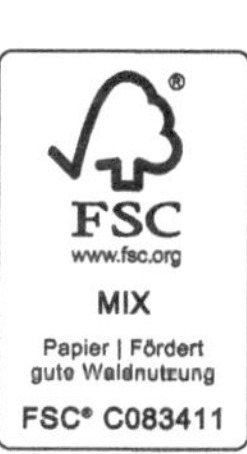

Zeitfracht Medien GmbH
Ferdinand-Jühlke-Straße 7
99095 Erfurt, Deutschland
produktsicherheit@kolibri360.de